中华蔬果养生治病一本全

主　编◎柴可夫　马　纲
副主编◎张　瑞　代民涛
编　者◎魏　爽　陈瑞香　牛永宁　高宗磊　李秀月　金乔琪

浙江科学技术出版社

图书在版编目（CIP）数据

中华蔬果养生治病一本全／柴可夫，马纲主编．—杭州：浙江科学技术出版社，2015.4

ISBN 978-7-5341-6463-7

Ⅰ.①中…　Ⅱ.①柴…②马…　Ⅲ.①蔬菜—食物养生②水果—食物养生　Ⅳ.①R247.1

中国版本图书馆CIP数据核字（2015）第025229号

书　　名　中华蔬果养生治病一本全

主　　编　柴可夫　马纲

出版发行　浙江科学技术出版社

杭州市体育场路347号　邮政编码：310006

办公室电话：0571-85176593

销售部电话：0571-85176040

网址：www.zkpress.com

E-mail：zkpress@zkpress.com

排　　版　北京天马同德图书有限公司

印　　刷　北京建泰印刷有限公司

开　　本　710×1000　1/16　　印　　张　13.75

字　　数　210千字

版　　次　2015年4月第1版　　2015年4月第1次印刷

书　　号　ISBN 978-7-5341-6463-7　　定　　价　19.80元

责任编辑　王　群　梁　峥　　责任校对　刘　丹　王巧玲　李骁睿

封面设计　胡　椒　　责任印务　徐忠雷

FOREWORD 前言

说到食疗养生，很多人可能第一时间就会想到中医药膳、米面肉食。但您是否知道，吃对蔬果也是可以养生的。

我们所食用的蔬果中含有大量的蛋白质、维生素、膳食纤维、脂肪等物质，合理均衡地食用不仅可以维持生命的正常运转，加强身体对营养的吸收，而且蔬果中某些特殊的营养成分会大大提高人体自身对疾病的抵抗力及免疫力，减少疾病对我们的侵害。

中医自古就有药食同源一说，《黄帝内经》中指出："五谷为养，五果为助，五畜为益，五菜为充。"水果和蔬菜都各自具有其养生治病的功效。只要我们善于根据自己的身体特性去食用，就会收到理想的预防保健的功效。

在现实生活中，蔬菜水果已经成为人们饮食中很重要的组成部分。然而，大多数人却并没有形成正确的饮食方式。喜欢吃什么就买什么，想吃多少就吃多少，在不知不觉中，给自己的健康埋下了隐患。

每一种蔬菜水果内都含有对人体有益的营养素，但这并不代表我们想怎么吃就可以怎么吃。每个人的体质不同、健康程度不同，所适合食用的蔬果自然也要有所区分。那么，如何吃对蔬果，最大限度地发挥每一种蔬果的药用价值和食疗功效呢？为了解决这一系列问题，我们广泛吸取各家经验，多方面收集蔬果养生方面的资料，用最简洁易懂的语言精心编写了这本《中华蔬果养生治病一本全》。

本书首先为您呈现了各种常见蔬果的营养价值，接下来依据不同蔬果营养成分的多少、养生功效的强弱为您附上了专家肯定的食疗药膳，并特别为热爱生活、追求美丽的您介绍了利用蔬果美容保健的方法，目的是为您提供一个实用的饮食指南，让您找到适合自己的养生方，吃出营养和健康。

由于主客观因素的限制，本书在编写过程中难免存在疏漏和不足之处，望广大读者批评指正。

编　者

CONTENTS 目录

第九章 排毒祛痘，内外兼修 …… 101

第十章 美容养颜，绽放光彩 …… 115

第十一章 美白祛斑，击退暗沉 …… 127

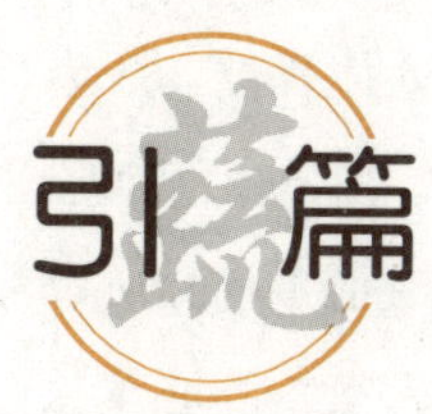

引篇

蔬菜的营养价值

蔬菜中含有大量的水分，一般情况下为70% ~90%，蛋白质含量仅为2%左右，脂肪成分则更少，除根、茎类的薯、芋以淀粉为主外，一般蔬菜中糖类含量也不多，因此，蔬菜只能提供很少量的热能。但是，蔬菜中含有多种维生素和一定数量的矿物质以及丰富的膳食纤维。

维生素

◉**蔬菜中的维生素C** 新鲜蔬菜中都含有维生素C，尤其是绿叶蔬菜中含量更高。蔬菜中的维生素C可激活羟化酶，促进组织中胶原的形成，参与体内氧化还原反应，起抗氧化的作用；能促进人体对铁的吸收，防治维生素C缺乏病。维生素C在蔬菜中普遍存在，其中以辣椒、番茄、青菜、甘蓝等尤为丰富。每天补充一定量的维生素C，可以预防感冒，增强机体对各种疾病的抵抗力。

◉**维生素A和胡萝卜素** 蔬菜中维生素A的作用是维持上皮组织与视力正常。维生素A不足会导致夜盲症、皮肤干燥，降低机体对传染病的抵抗力。蔬菜中的胡萝卜素可在人体内通过化学作用，转化为维生素A。含胡萝卜素较多的蔬菜有：胡萝卜、韭菜、菠菜、白菜、卷心菜、芥菜等，尤其是胡萝卜，含有极丰富的胡萝卜素。

◉**蔬菜中的B族维生素** B族维生素具有增进食欲、促进生长、帮助糖类、脂肪和蛋白质分解和利用的作用。含维生素B_1较多的蔬菜有：黄花菜、香菜、莲藕、土豆等；含维生素B_2较多的蔬菜有：菠菜、芥菜、白菜、芦笋、黄花菜等。

◉**蔬菜中的维生素P** 维生素P有增强微血管的作用，可以防止血管脆裂出血。蔬菜中茄子含维生素P最多。

矿物质 蔬菜中含有和人体骨骼、牙齿、神经的健全、发育有关的矿物质。由于蔬菜含有较多的钙、镁、钠、钾等成分，其碱性可以中和蛋白质、脂肪产生的酸性，调节人体酸碱的平衡，所以蔬菜对人体酸碱平衡的维持作用也是非常重要的。如菠菜、芹菜、卷心菜、白菜、胡萝卜等含有丰富的铁盐；洋葱、丝瓜、茄子等含有较多的磷；绿叶蔬菜含有丰富的钙；海带、紫菜含有丰富的碘。

纤维素 蔬菜中含有纤维素、半纤维素等不为人体消化酶水解的成分，可阻止或减少人体对胆固醇的吸收。蔬菜中的粗纤维具有促使肠管蠕动，加速粪便在肠道内的推进等作用，因而可消除便秘。纤维素在防止和治疗动脉粥样硬化、冠心病、胃肠道恶性肿瘤、肥胖病、痔疮、糖尿病方面也能发挥特殊的作用。

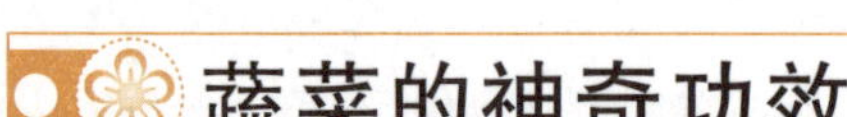

蔬菜的神奇功效

美容养颜 蔬菜通常含有丰富的维生素，能美白、滋润肌肤，让你拥有洁白无瑕的肌肤。

瘦身美体 蔬菜中的蛋白质、脂肪、糖类含量都不高，热量通常也很低，对于想减肥的人来说，是能兼顾营养而又不会引起发胖的最佳食物。另外，蔬菜中含有丰富的膳食纤维，对于改善便秘所造成的肥胖，效果也非常好。

利于排毒 许多蔬菜都有排毒功效，比如冬瓜能利尿、甘薯叶能帮助排便等。

均衡饮食 蔬菜可以使营养的摄取更均衡，因为蔬菜中含有很多维生素和矿物质。与其服用营养补益品，不如食用天然又健康的蔬菜。

降脂降压 蔬菜中含有纤维素、半纤维素、木质素和果胶等不为人体

消化酶水解的部分，可阻止或减少人体对胆固醇的吸收，所以多吃蔬菜有防治动脉粥样硬化的作用。

健脑益智 新鲜蔬菜不仅能提供人体发育所需的多种维生素、微量元素、糖类、膳食纤维等营养物质，有些蔬菜还有健脑益智的作用。

蔬菜的食用指南

蔬菜是人体所需的营养物质的主要来源。蔬菜是人们每天不可缺少的食物，但如果食用不当，则不仅达不到营养作用，反而会给人体带来巨大的危害。

蔬菜能够提供人体需要的大部分物质，当人体出现酸碱失调，需要碱性食物的时候，就会出现想吃蔬菜的反应。然而，日常饮食中存在着很多食用蔬菜的误区，所以必须掌握正确进食蔬菜的方法。

不宜食用久存的蔬菜 新鲜的蔬菜含有大量的营养物质，但如果存放时间太久的话，就会慢慢损失一些维生素，比如菠菜在20℃时放置1天，维生素C损失率达84%，所以说，存放太久的蔬菜不宜食用。

日常生活中很多人（特别是老年人）最喜欢赶在农贸市场落市之前，买很多便宜菜，存在家里吃上几天，这样就会导致原本新鲜的蔬菜枯萎、发黄、腐烂，常吃这样的蔬菜不仅营养差，还会危及健康，因为在蔬菜中含有一种硝酸盐物质，本身虽无毒，但经一段时间储存后，硝酸盐极易被还原成亚硝酸盐。亚硝酸盐与人体内某些蛋白物质结合后，非常容易导致人体正常细胞癌变，从而给健康带来不必要的危害。

蔬菜生吃时，一定要洗干净 蔬菜被污染大部分是因为农药或霉菌。在进食生蔬菜时若不洗干净易发生农药中毒；蔬菜实际上也是霉菌的寄生体，霉菌大都不溶于水，甚至有的在沸水中也安然无恙，它可以进入蔬菜的表面几毫米深。所以说，吃生蔬菜时一定要用清水多洗、多泡、去皮，不然，会给健康带来危害。

做菜时要先洗再切，不要切后再冲洗 有人喜欢把菜切好，然后再进行冲洗，这样会使大量维生素流失到水中，使营养成分丢失，对于人体反而没有好处。

炒菜宜猛火、高温、短时 新鲜蔬菜中含有丰富的维生素C、叶酸及具有抗病毒、抗癌效应的生物活性物质。这些物质在蔬菜加热过程中非常容易遭到破坏，所以我们在炒菜时要注意保持蔬菜的营养素，同时消灭致病菌。

用大火炒菜，其维生素C的损失只有17%，如果炒后再焖，那么菜里的维生素C损失将高达59%。因此，炒菜要用大火，时间不要太长，这样炒出来的菜不仅色、香、味俱全，而且菜里的营养损失也非常少。同时，炒菜宜起锅前再加盐，这样可以减少菜汁的流失，也可以加入少量醋或番茄块，这些都可提高维生素C的保存率。

菜烧好要马上吃，不要久放 很多人都喜欢提前把菜烧好，然后在锅里温着等人来齐再吃或下顿热着吃。事实上，蔬菜烧好之后再温热的过程，会损失25%的维生素B_1。如果说青菜中的维生素C在烹调过程中损失20%，溶解在菜汤中损失25%，假如再在火上温热15分钟则会再损失20%，共计65%，这样一来，我们从青菜中得到的维生素C就没有多少了。

吃饭时应先吃蔬菜 人在饥饿的时候，食欲很强，因此，面对满桌的美味佳肴，首先要进食蔬菜，因为蔬菜是保持身体营养均衡的重要菜肴之一。特别是不太爱吃水果的人，就更要采用这种方法进餐。

吃菜要荤素搭配 现在吃素的人多了起来，吃素对防止动脉硬化可以说是有益的。然而，不注意荤素搭配，一味吃素对身体并不好。现代研究发现，吃素至少有四大害处：一是饮食中缺少必要的胆固醇，而适量的胆固醇具有抗癌作用；二是没有足够的蛋白质摄入，这是引起消化道肿瘤的危险因素；三是维生素B_2摄入量太少，会导致维生素缺乏；四是严重缺锌，而锌是保证人体免疫功能健全的十分重要的微量元素。

吃菜时不要只吃菜不吃肉 很多人因为要减肥，喜欢吃和肉一起炒的蔬菜，却并不吃菜中的肉。然而研究发现，含水分丰富的蔬菜其细胞之间充满了空气，而肉类的细胞之间却充满了水，因此，蔬菜更容易吸收油脂，一碟炒菜所含的油脂往往比一碟炸鱼或炸排骨所含的油脂还多。

吃菜时不要只吃菜不喝汤 喜欢吃青菜的人往往不爱喝菜汤。实际上，烧菜的时候，大部分维生素溶解在菜汤里。就拿维生素 C 来说，小白菜炒好后，维生素 C 会有 70% 溶解在菜汤里，新鲜豌豆放在水里煮沸 3 分钟，维生素 C 有 50% 溶在汤里。因此，吃菜的同时要喝适量的汤。

不要把蔬菜榨成汁饮 蔬菜如果用来榨取汁液，那么就会影响唾液中的消化酶分泌，因为我们咀嚼的作用不是单纯地嚼烂蔬菜，主要是通过咀嚼使含在唾液中的消化酶充分地混合于汁液里。

蔬菜尽量不加作料食用 绿色的蔬菜最好是在开水中快速烫一下，不要加作料，保持清淡，品尝自然味。将新鲜蔬菜凉拌，可酌情加醋，少放盐，这样的营养最高。

做菜时不要丢弃蔬菜中营养丰富的部分 在用蔬菜做饺子馅的时候，如果把菜汁挤掉，那么维生素会损失 70% 以上。正确的方法应该是在切好菜后，用油拌好，再加盐和调料，这样油包菜，馅就不会出汤，也有助于营养被人体吸收。

蔬菜的食用禁忌

吃蔬菜也有其禁忌。人们如果不按照科学的方式吃蔬菜，就可能对身体造成损害，产生疾病，有时甚至危及生命。

某些疾病不宜食用蔬菜 蔬菜具有养生的功效，但是患有某些疾病时，就必须避免食用某些蔬菜，以免病情加重。

肠胃发炎的患者，不宜食用姜、辣椒等具有刺激性的蔬菜。

全身性红斑狼疮（SLE）患者，不宜食用会使病情加重的苜蓿芽。

痛风患者，不宜食用竹笋、香菇、玉米笋、金针菇等。

消化性溃疡患者，应避免食用芹菜、竹笋、空心菜、青椒、洋葱等。

肾功能不全的患者，应少食用含钾量高的蔬菜，如苋菜、油菜、南瓜等。

忌食的蔬菜

◉**忌吃青皮发芽的土豆** 青皮发芽的土豆中含有大量的龙葵碱，食用后会使人体出现嗓子发干、舌头发麻、恶心呕吐、腹痛腹泻、头晕、眼睛灼烧感等中毒症状，严重者会出现体温升高、神志昏迷、抽搐、呼吸困难，甚至死亡。

◉忌食烂白菜、未腌透的白菜或过夜的熟白菜 新鲜的白菜内含有硝酸盐，它本身并无毒性，但白菜腐烂后，由于细菌的作用，无毒的硝酸盐可变为有毒的亚硝酸盐。亚硝酸盐能使血液丧失携带氧气的能力。如果吃了没有腌透的白菜或过夜的熟白菜，也会引起此类中毒反应，使身体缺氧而引起皮肤黏膜发绀、青紫等症状，严重危害人的健康。

◉忌吃青皮番茄 青皮番茄（尚未成熟的番茄），含有对人体有害的龙葵碱，食用后会使人体感到不适，特别是口腔会有苦涩感，严重时还会出现中毒现象。

◉忌过多食菠菜 菠菜中含有草酸，如食用过多，会与食物中的锌、钙等成分结合而排出体外，不仅会引起机体缺锌、缺钙，还会影响机体对其他营养物质的吸收。所以，不宜过多食用菠菜。

◉忌食过夜的熟韭菜 韭菜含有大量的硝酸盐，炒熟后存放时间过久，硝酸盐可转化为亚硝酸盐，人吃了就会中毒，出现头晕、恶心、呕吐、腹胀、腹痛和腹泻等中毒反应。所以，过夜的熟韭菜不宜食用。当然，生韭菜存放时间也不宜过长。

◉忌食半熟的豆类蔬菜 四季豆、芸豆、刀豆、菜豆等豆类含有毒蛋白，能使血液凝固，豆荚内还含有一种溶血素，如不彻底煮熟或炒熟，这些毒素都可能引起机体中毒，会出现恶心、呕吐、腹痛、头晕等症状。所以，这类蔬菜一定要煮或炒 10 分钟以上，使这些毒素被破坏，才能放心食用。

◉忌空腹食番茄 番茄含有大量胶质及柿胶酚等，这些物质容易与胃酸发生化学反应，形成不易溶解的块状物，堵塞胃的出口，使胃内压力升高，引起腹痛、呕吐，甚至发生失液性休克。所以，不宜空腹食番茄。

◉忌过食富含胡萝卜素的蔬菜 适量食用富含胡萝卜素的蔬菜对美容养颜有良好的作用。但是，数周内大量食用富含胡萝卜素的蔬菜，可引起手掌、足及面部的皮肤发黄，对身体健康不利。

水果的营养价值

水果是人类的重要食品，与人体健康息息相关。随着人们生活水平的提高和饮食结构的不断改善，水果已经成为人们日常生活中不可缺少的食品。现在一年四季均有新鲜水果上市，可以调剂人们的口味。水果不但种类多、香甜可口，且属生食食品，营养价值高，在维持人体正常生理功能、促进生长发育、防治疾病、延缓衰老等方面都具有特殊的保健功能，因此颇受人们喜爱。

如今在一般家庭中，水果的消费量越来越大，饮食安排以“五果为助”，这是由温饱型向小康型转变的一个标志。水果中富含人体需要的多种维生素，特别是含有丰富的维生素 C，可增强人体抵抗力，防止感冒、维生素 C 缺乏病等，促进外伤愈合，维持骨骼、肌肉和血管的正常功能，增加血管壁的弹性和抵抗力。常吃水果对高血压、冠心病的防治大有好处。尤其是水果都可以生吃，维生素 C 不会遭到破坏。β-胡萝卜素在黄绿色水果中含量较多，它在体内经酶作用可生成维生素 A，能增强人体对传染病的抵抗力，防治夜盲症，促进生长发育，维持上皮细胞组织的健康。水果中还含有丰富的糖类，能被人体吸收，产生热能。水果中所含的丰富的有机酸能刺激消化液分泌，有帮助消化的作用。水果中矿物质的含量和种类也十分丰富，故常吃水果可以维持体内的酸碱平衡，有利于高血压和肾炎等疾病的缓解和康复。同时，水果和蔬菜一样含有很多膳食纤维，能起到促进肠蠕动的作用，防止便秘，有利于体内废物及毒素的排出。

水果的神奇功效

美容养颜 水果的纤维质为果胶物质，有益于排便，其纤维成分还可以促进身体的代谢功能。水果主要供给的营养素是维生素，其中以维生素 C 和维生素 A 最为重要。维生素 C 和果胶可以使人美白，消除人体黑斑和雀斑，同时还有滋润肌肤、除皱养颜的功效。水果中的维生素 C 不像蔬菜中的维生素 C，不会在烹煮时大量流失，因此是补充维生素 C 的天然食品。

保健养生 俗语说：“遍尝百果能成仙”。现代医学研究表明，许多水果均能延长寿命。例如，枸杞子水提取物含有大量甜碱、酸浆红色素、胡萝卜素、维生素 B_2 等生物活性物质，并且富含人体必需的微量元素，从而具有抗衰老的作用。水果所含有的各种营养素对很多疾病都有着不同的功效，如膳食纤维经吸收之后可预防便秘、大肠癌、血管硬化及糖尿病等疾病的发生。

瘦身减肥 水果属于低蛋白、低脂肪、高水分食物，符合减肥食品的标准。其所含纤维素还可帮助消化、排泄、促进新陈代谢。含丰富维生素 C 的水果如番石榴、葡萄、橘子、橙子、柚子、柠檬等，都能够为身体的代谢增添活力，所以要适量摄取。

有效排毒 水果中所含的多种矿物质有净血造血的功能，能强化肝脏和肾脏功能，排出体内的毒素。许多水果中所含的维生素 A 能刺激消化液的分泌，调节肠道功能。

降脂降压 有些水果有降脂作用，故中老年人每天应进食适量的水果，以起到降低血脂、改善心肌功能的作用。高血压病患者每天选食一些具有降血压作用的水果，对降低血压有良好的辅助治疗作用。

健脑益智 水果所含的营养成分中有许多有健脑作用。研究发现，植物的果实、种子能使人耳聪目明，确有健脑益智的作用。

水果的食用指南

水果向来是人们经常食用的食物，也是家庭中的常见食物，适量进食水果对人体非常有益。然而不科学的进食方式，会导致营养损失，只有科学进食，才能达到营养保健的目的。

水果无法代替蔬菜 水果中含有大量的有机酸和芳香物质，这些物质可以促进食欲，帮助营养物质吸收，促进人体健康。另外，水果不需烹调，也没有营养损失问题。但事实上，水果中矿物质和维生素的含量要比蔬菜少很多，假如不吃蔬菜，只吃水果，那么就难以满足人体的营养需求。很多时候，即使是廉价蔬菜，其营养都优于普通水果。比如维生素 C 的含量，廉价的白菜、萝卜都比苹果、梨、桃高 10 倍左右；而青椒和菜花的维生素 C 含量是草莓和柑橘的 2～3 倍。因此，每天必须进食 500 克多样的蔬菜。

水果不可替代正餐 人体必需的物质将近 50 种，尤其是每天需要 65 克以上的脂肪，以维持组织器官的更新和修复。而水果含水分 85% 以上，蛋白质的含量却不足 1%，且几乎不含必需脂肪酸，根本无法满足人体的营养需求。因此，水果只可做正餐的补充。

不能靠水果补充维生素 有不少水果的维生素 C 含量都较低，其他维生素的含量也特别的有限。维生素共有很多种，来自不同的食物。假如单靠吃水果提供所需维生素是完全不够的。比如，仅满足人体每天的维生素 C 推荐量，就需要摄入 5 千克苹果，所以想单靠水果来补充各种维生素是根本不现实的。

吃水果一定要清洗干净 如果吃一些开始腐烂，并且没有防尘、防蝇措施的还没彻底洗净消毒的果品，比如草莓、桑葚、剖片的西瓜等，则特别容易发生痢疾、伤寒、急性胃肠炎等消化道传染病。

水果忌用酒精消毒 虽然说酒精可以杀死水果表层细菌，然而，在这同时也会引起水果色、香、味的改变，酒精和水果中的酸相互起作用，会降低水果的营养价值。

吃水果最好要削皮 一般来说，很多人认为果皮中维生素的含量要比果肉高很多，因而食用水果时连皮一起吃。事实上，水果发生病虫害时，通常用农药喷杀，农药会浸透并残留在果皮蜡质中，因而果皮中的农药残留量比果肉中的高出许多，故吃水果时最好削皮。

不宜用菜刀削水果 菜刀经常会接触肉、鱼、蔬菜，可能会带有寄生虫或寄生虫卵，用其削水果，会把寄生虫或寄生虫卵带到水果上，使人体感染寄生虫。而且菜刀上的锈非常容易和水果所含的鞣酸起化学反应，让水果的色、香、味有所下降。

吃水果后要漱口 大部分的水果含有多种发酵糖类物质，因此对牙齿有特别强的腐蚀作用，如果吃后不漱口，则口腔中的水果残渣易造成龋齿。

不可食用过多水果 日常生活中，吃太多的水果会使人体缺铜，这样就会导致血液中胆固醇含量增高，从而引起冠心病，所以不宜在短时间内进食太多的水果。

早晨不宜空腹吃的水果 在早晨，尤其是秋冬季节的早晨，不适合空腹吃寒凉性的水果，如橙、橘、柚、杨桃、葡萄、梨、西瓜、柿子、木瓜、香蕉、蜜瓜等，不然的话会损耗热能，降低体温。比如柿子中含有丰富的柿胶酚、单宁和胶质，这些物质如果遇到太多的胃酸易形成不溶性沉淀物，若沉淀物颗粒小，那么就会随粪便排出体外，但是如果沉淀物太多，并且结成大块，就不易排出，进而会在胃内形成柿石。因此，千万不要空腹食用柿子。

水果的食用禁忌

某些疾病不宜食用水果 水果虽然含有很多人体必需的营养物质，但是也并不是任何人都可以随意吃的。如果患有以下疾病，那么最好不要吃一些特定的水果，不然会加重病情，或者易致疾病反复发作。

◉胃酸过多及十二指肠溃疡的患者，不适合吃李子、山楂、葡萄、杨梅、柠檬等含有机酸较多的水果。

◉心肌梗死的患者不适合吃柿子、苹果等含鞣酸较多的水果，原因是这一类水果会产生较强的收敛作用，能够加重便秘症状，严重的话会使该病反复发作。

◉心脏病、水肿的患者，最好不要吃含水量较多的椰子、西瓜等水果，这些水果会增加心脏的负担，加重水肿，对患者有百害而无一利。

◉小儿、老人及脾胃虚弱者，不适合吃太多生冷的瓜果，这些瓜果容易导致脾胃损伤，消化不良。

◉肾炎、高血压患者，最好不要吃太多香蕉和柿子，香蕉含钾量高，而柿子含大量柿胶，吃多了会加重便秘。

◉女性在经期最好不要吃寒凉的梨、香蕉等，这些水果会导致女性痛经。

◉减肥的人，不适合在饭后马上吃水果，吃太多水果不利于减肥。

◉病后、产后、脾胃虚寒、消化不良和有习惯性腹泻者，最好不要多吃香蕉、西瓜、柿子和杏等水果，吃多了会加重病情。

不能多食的水果

◉**忌多食荔枝** 日常生活中吃太多的荔枝会造成机体糖代谢紊乱，引起外源性低血糖症，从而出现心慌、头晕、乏力、恶心等症状，甚至发热。因此，不要多吃荔枝。

◉**忌过多食用杏** 杏具有很强的酸性，多吃的话会影响人体对钙、磷及蛋白质等物质的吸收，同时也会使胃内的酸液过多，引起消化不良。除此之外，杏的酸液还会腐蚀牙釉质，因此不能多食杏，特别是牙齿发育还未健全的儿童更不能吃太多。

◉**忌多食甘蔗** 甘蔗含有丰富的糖分，高达12%～17%。假如过多食用甘蔗，使大量糖分进入人体内，难以很快消化、吸收和代谢，就会导致大量糖分在胃肠道积存，从而引起局部渗透压增高，结果会使血液内的液体成分和机体细胞间的体液渗入胃肠道内，造成机体高渗性脱水，甚至会出现头昏、烦躁、呕吐、四肢麻木等不良反应。因此，甘蔗也不能够吃太多。

果蔬的四性

食物的四性是指寒、凉、温、热四种属性，寒热偏性不明显的食物则归于平性，但习惯上仍称为四性。中医理论认为，每种食物都有其特定的性味归经，不同的性味归经对身体的作用和功效不同。《黄帝内经》中记载：“寒者热之，热者寒之。”一般来说，寒性体质的人应该多食用性质温热的食物；热性体质的人应该适当食用寒、凉的食物。所以，什么情况下该吃什么食物是有讲究的，只有掌握了食物的四性，才能做到“有的放矢”“越吃越健康”。

食物的四性是根据吃完食物后对身体产生的作用来划分的。一般来说，寒、凉性的食物能减轻或消除体内热象，清热解渴；而吃完后能明显地消除或减轻身体寒象的就归于温、热性。其实，所谓寒、凉、温、热的区分都只是程度上的差别，寒性的程度比较轻就归凉，温、热也是如此。

寒凉性食物 凡适用于热性体质和病证的食物，就属于凉性或寒性食物。如适用于发热、口渴、烦躁等症的西瓜，适用于咳嗽、胸痛、痰多等症的梨等，都属于寒凉性食物。寒凉食物能清热泻火、解毒，能使身体热能及体能降低。寒性食物的作用比凉性食物强一些。体质偏干燥热者，可选用寒凉食物。相反，体质虚寒怕冷，或者有呼吸道疾病、肠胃不适的人，则应尽量避免食用。

温热性食物 与寒凉食物相反，凡能起到温中驱寒作用的即为温热食物。此类食物能使身体产生热量，提升体能。温性食物效果比热性食物弱一点。体质虚寒怕冷者可以多食用温热食物。相反，体质燥热或者急性炎症性疾病患者则应少吃，以免上火，引起口干舌燥、便秘等症状。

平性的食物 平性食物即性质平和的食物，其性质介于寒凉与温热性之间，具有健脾开胃、强壮补益的作用。

常见蔬果的属性

	蔬菜	水果
寒性	莲藕、马齿苋、鱼腥草、芦荟、豆芽、苦瓜、空心菜、荸荠	香蕉、柿子、哈密瓜、西瓜、杨桃、桑葚、甜瓜、猕猴桃
凉性	芹菜、冬瓜、黄花菜、油菜、金针菇、茭白、苋菜、莴笋、竹笋、茄子、番茄、生菜、西蓝花、菠菜、白萝卜、丝瓜、黄瓜	草莓、芒果、苹果、梨、枇杷、橙子、柑橘、火龙果
温性	韭菜、蒜薹、青蒜、洋葱、香菜、南瓜	桃、樱桃、石榴、桂圆、荔枝
热性	花椒、辣椒、胡椒	榴莲、乌梅
平性	豌豆、芋头、木耳、卷心菜、土豆、百合、香菇	椰子、葡萄、枣、菠萝

五色蔬果补五脏

每种食物都有属于自己的颜色与味道。正如中医五行学说中对人体所做的“心、肝、脾、肺、肾”的划分一样，蔬果也可以根据不同的味道和颜色归纳出五味与五色。所谓“五色入五脏”，“五味入五脏”，就将蔬果与人体的健康紧密地联系在一起。所以了解了蔬果的五色、五味后，才能选对适合自己的蔬果，从而达到食疗养生的目的。

蔬果的五色包括黄、红、绿、黑、白，与中医五行说对应后就是：黄色属土，是脾之色；红色属火，是心之色；绿色属木，是肝之色；黑色属水，是肾之色；白色属金，是肺之色。

黄色食物作用于脾，富含胡萝卜素和维生素 C，可抗氧化，提高人体免疫力，也能帮助培养积极开朗的心情，增加幽默感，更可以强化消化系统与肝脏功能，清除血液中的毒素，令皮肤变得细滑幼嫩。

红色蔬果常指那些颜色鲜红艳丽的蔬果，这些蔬果含有丰富的番茄红素、单宁等成分，可以保护红细胞，具有抗炎作用，还能为人体提供蛋白质、维生素、矿物质等。

红色的食物在视觉上能给人以刺激，让人胃口大开、精神振奋。因此，红色食物是抑郁症患者的首选食物。同时红色作用于心，能减轻疲劳，激发食欲，令人精神状态变好，增强自信及意志力。经常食用红色食物，可以进一步提高对主食营养的利用率。营养学家认为，红色蔬果最典型的优势在于它们都是富含天然铁质的食物。红色食物可增强巨噬细胞活力，促使巨噬细胞有效杀死致病细菌，增加人体抵抗力。

绿色的蔬果可舒缓肝胆压力，调节肝胆平衡，它们含有丰富的维生素、矿物质以及膳食纤维，能在最大程度上避免癌症的发生。多食绿色蔬果能让我们的身体保持酸碱平衡，不仅如此，从心理方面讲，经常吃绿色蔬果还可舒缓压力，并能预防偏头痛等疾病。绿色果蔬中含有丰富的叶酸，叶酸可保护心脏。此外，绿色蔬菜也是钙元素的很好来源，吃“绿”已被营养学家认为是最好的补钙途径之一。

黑色蔬果不仅给人们质朴、味浓的食欲感，而且补肾作用突出。经常食用这些食物，可调节人体生理功能，刺激消化系统，促进唾液分泌，有促进胃肠消化与增强造血功能的作用。同时黑色蔬果富含大量的微量元素及亚油酸等物质，可抵抗衰老，美容养颜。

白色食物作用于肺，能够活化身体机能，引导出生命的基本原动力，并且能够将这能源提升、保持，是维持正常生命运动必不可少的。同时白色给人干净清爽的感觉，可调节视觉平衡，安定情绪，对预防高血压、心脏病也大有益处。白色的瓜果富含水分和水溶性纤维素，能调节体内水分，滋润皮肤；笋类含丰富的膳食纤维，对加速大肠蠕动、促进排便有明显帮助。

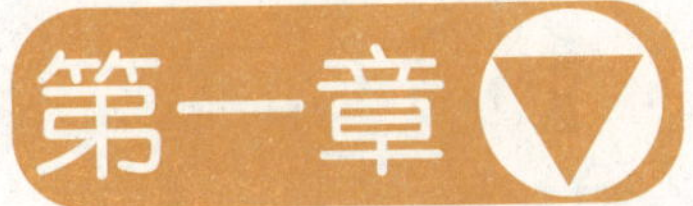

第一章 健胃消食，开胃下气

柠檬

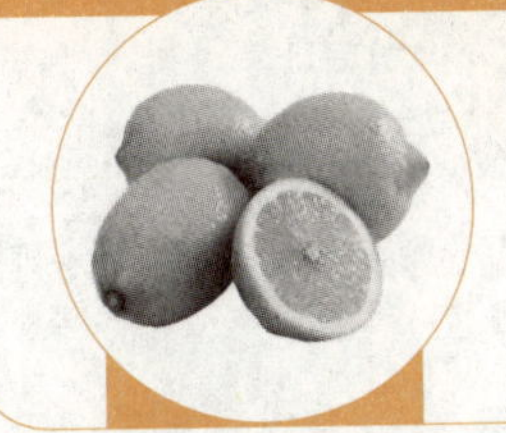

【别　　名】黎檬、土柠、宜母子、药果、檬子、木子、梦子、柠果、宜母果。

【性味归经】果：味极酸，性凉；入胃、肝、肺经。核：味苦，性平。

【分布区域】分布于东南亚、美国、中国、意大利、西班牙和希腊等地区和国家。

营养价值

鲜柠檬富含柠檬酸以及钾、钙、铁、维生素 C 和生物类黄酮等物质。而柠檬汁中所含的生物类黄酮要低于果实，这是因为其主要存在于果实的皮中。在柠檬皮中富含柠檬醛，这种物质的作用同维生素 A 相似。

养生功效

生津开胃 柠檬吃起来味酸、苦，但是，在柠檬果皮中有着丰富的芳香挥发成分，具有生津解暑、开胃醒脾的作用。夏季暑湿非常严重，很多人会有神疲力乏、胃口不佳的情况，此时喝柠檬茶能够起到生津开胃的效果。

清热化痰 柠檬还具有祛痰的作用，甚至柠檬皮的祛痰作用要超过柑橘。人体的内湿容易引起郁积生痰。在夏天，咽喉不适等症状可以通过喝柠檬汁来调理，效果非常明显。

食疗药膳

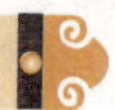

糖渍鲜柠檬

配　方 鲜柠檬500克，白糖250克。

制用法 ①将柠檬用清水洗净，去皮、核，切块。

②将柠檬块放入沙锅中加入白糖，浸渍一日至糖浸透，以小火煎至水分将干时停火，待凉后再拌入白糖少许，装瓶备用。

功效主治 此食具有消食生津、安胎止呕的作用。可用于治疗妊娠食少、恶心呕吐及食欲不振、口干口渴等病症。

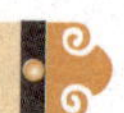

柠檬大肠汤

配　方 柠檬叶30克，陈皮、七叶一枝花各6克，猪大肠、精盐、味精、酱油各适量。

制用法 ①将前3味药材剁碎，放入洗净的猪大肠内，扎住两端，放入锅中。

②在锅中加清水适量，炖2小时取出，除去药渣，加入精盐、味精、酱油调味，吃肉喝汤。每2~3日服1剂。

功效主治 润肺、止痢、止咳平喘、清热解毒。适用于小儿哮喘的辅助治疗。

柠檬粥

配　方 柠檬50克，大米60克，蜂蜜30克。

制用法 ①将柠檬洗净，切片；大米淘洗干净，备用。

②将大米放入锅内煮粥，八成熟时，加入柠檬片，再煮至粥熟，调入蜂蜜即成。每日2次。

功效主治 柠檬酸有抑制血液凝固的作用，所以适合心血管疾病患者食用；蜂蜜有清热解毒、润燥止痛等功效。此粥适合冠心病等症患者食用。

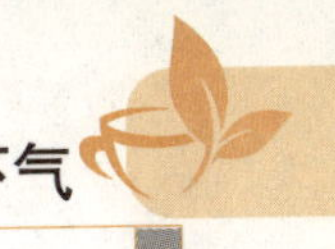

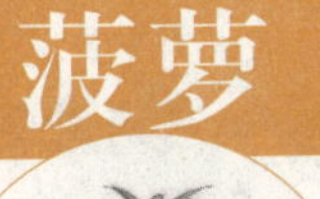

菠萝

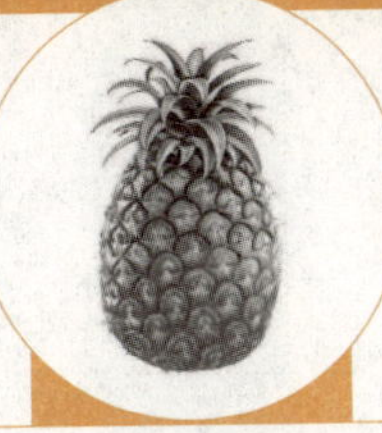

【别　　名】番梨、凤梨、黄梨、露兜子。

【性味归经】味甘、微酸，性平；入脾、胃、肝、肾、肠经。

【分布区域】主要产区集中在泰国、菲律宾、印度尼西亚、越南、巴西、南非和美国等国。我国主要分布在广东、海南、广西、福建、云南等省区。

营养价值

新鲜的菠萝含有大量的水分，另外还有糖类、蛋白质、脂肪、维生素 A、维生素 B_1、维生素 B_2、维生素 C、蛋白质分解酵素及钙、磷、铁、烟酸等营养成分，其中维生素 C 含量最高。

养生功效

消除水肿 菠萝可以溶解阻塞于组织中的纤维蛋白和血凝块，对局部的血液循环具有改善作用，同时可以消除炎症和水肿。

助消化，促进食欲 菠萝含有多种维生素，具有健胃消食、补脾止泻、清胃解渴的作用。其中，菠萝的香味主要是其所含的酸丁酯所发出，能够有效刺激唾液分泌，从而达到促进食欲的效果。

减肥 菠萝中含有大量的汁液，这些物质能够有效地溶解脂肪，从而达到减肥的效果。因此，日常生活中可以通过多食用菠萝来减肥。

食疗药膳

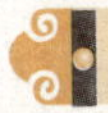

菠萝汤

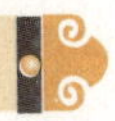

配　方 菠萝 250 克，白糖 60 克。

制用法 ①将菠萝去皮、洗净，切块，备用。

②在锅中加水，放入菠萝块，煮沸7分钟，调入白糖即成。每日1剂，连服3~5天。

功效主治 菠萝有补脾益胃、生津止渴、润肠通便、和尿消肿等功效。适用于小儿病后不思饮食、大便秘结。

西米菠萝粥

配　方 西米100克，菠萝150克，白糖10克。

制用法 ①将菠萝洗净，切丁；西米洗净，放入沸水氽后捞出，再入冷水反复漂洗。

②在锅中加水适量，放入西米，用大火烧沸；改用小火熬煮半小时后，放入菠萝丁，续煮10分钟至粥成。粥内下入白糖调味，再稍焖片刻，即可盛起食用。

功效主治 此粥适合在秋季食用，可以消食止泻。

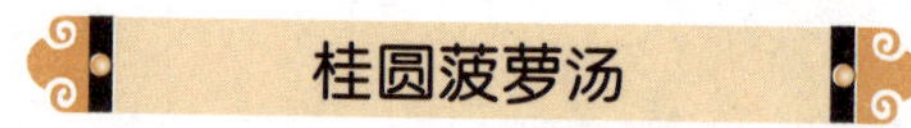

桂圆菠萝汤

配　方 桂圆肉100克，菠萝肉200克，红枣50克，水800毫升，白糖、盐水各适量。

制用法 ①将菠萝肉放入盐水中，浸泡10分钟后捞出，红枣洗净、去核。

②将桂圆肉、菠萝肉、红枣共入锅，加水800毫升，小火煨1~2小时，至水剩约300毫升时加入白糖调匀即成。食果肉饮汤，一日1次，连服1周为1疗程。

功效主治 具有补心安神、养血、升血压之功效。适合血压过低、失眠头晕及手足软弱无力者食用。

山楂

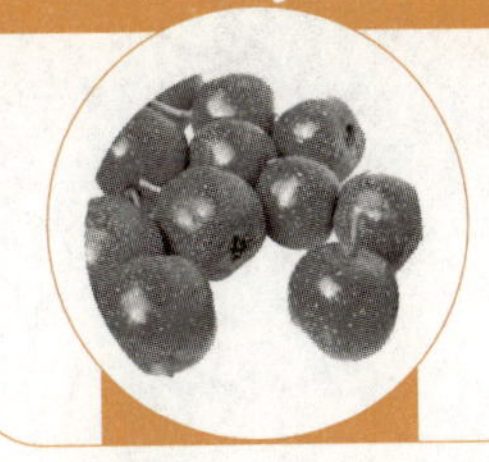

【别　　名】红果子、大山楂、山里红。

【性味归经】味酸、甘，性微温；入脾、胃、肝经，并入血分。

【分布区域】分布于山东、河南、山西、河北、辽宁等省。

营养价值

山楂含有非常丰富的营养物质，其中包括了胡萝卜素、钙质、糖类、山楂酸、果胶等成分。在山楂中，维生素的含量非常高，另外，黄酮类化合物的含量也较高，对人体具有良好的保健作用。

养生功效

降血脂、治腹泻 山楂具有防治心血管疾病、降低血压和胆固醇、软化血管及利尿和镇静的作用。同时，山楂中的营养元素还有平喘化痰、抑制细菌、治疗腹痛腹泻的作用。

开胃、活血化瘀 山楂是开胃消食的良药，消食的作用也非常突出，很多助消化药都含有山楂的成分。另外，山楂还有活血化瘀的功效，能够有效解除机体瘀血状态，达到活血化瘀的目的。

食疗药膳

金银花山楂茶

配　方 金银花 30 克，山楂干、茶叶各 10 克，蜂蜜 100 克。

制用法 ①将金银花、山楂干洗净，备用。

②在沙锅内放入前 3 味食材，加水煎沸 5 ~ 7 分钟，滤出药液，加水再煎 1 次，

去渣取汁，将2次药液合并，调入蜂蜜，趁热饮服。再服用时须加温。每日1剂。

功效主治 清热解毒，散风止痛，醒脾开胃。适用于风热感冒之发热、头痛、口渴等症。

山楂荷叶茶

配　方 山楂15克，荷叶20克。

制用法 ❶将以上食材制为粗末，放入杯中。

❷在杯中用沸水冲沏，代茶饮用。每日1剂。

功效主治 活血化瘀，清导通滞，扩张血管。适用于高血压头痛、头晕等症。

草莓

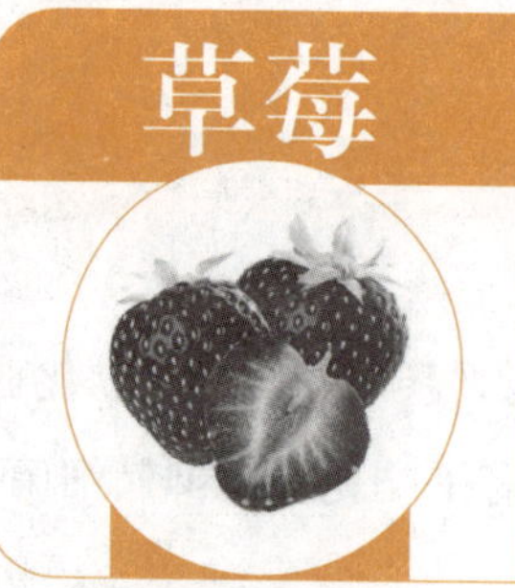

【别　　名】风梨草莓、红莓、洋莓、地莓等。

【性味归经】味甘、微酸，性凉；入胃经。

【分布区域】原产于南美洲，主要分布于亚洲、欧洲和美洲。中国的河北省、山东省和很多南方省市都有草莓的种植。

营养价值

草莓含有丰富的营养物质，其中包含了葡萄糖、果糖、柠檬酸、苹果酸、胡萝卜素、维生素 B_2 等。这些物质能够有效促进人体的健康发育，并且对老年人也有很好的帮助。草莓的主要营养价值是其维生素C的含量极高，维生素C能够起到防治牙龈出血、帮助伤口愈合的作用，同时还能够使皮肤细腻。

养生功效

明目 草莓中含有大量的胡萝卜素，是人体所需的维生素A的重要原料，对明目养肝有着非常好的功效。

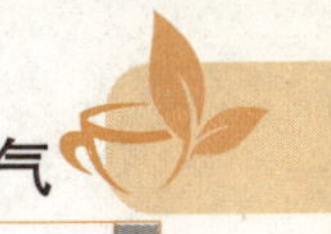

调理胃肠道和贫血 现代研究发现，草莓对胃肠道以及贫血都有着非常明显的调理作用。草莓能够防止维生素 C 缺乏病的发生，对动脉硬化、冠心病的防治也有良好的效果。

食疗药膳

草莓蜂蜜饮

配　方 新鲜草莓 50 克，蜂蜜 30 克。

制用法 ①将草莓放入冷开水中浸泡，洗净，用果汁机打成糊状。

②将草莓糊盛入碗中，调入蜂蜜，拌匀，加冷开水冲泡至 500 毫升，放入冰箱即成。每日 2 次，每次 250 毫升，当茶饮服。

功效主治 有补虚养血、润肺利肠、解毒抗癌之功效。用作鼻咽癌、肺癌、扁桃体癌、喉癌患者在放疗期间及放疗后的辅助食疗尤为适宜，可缓解放疗反应，减轻病症，促进康复。

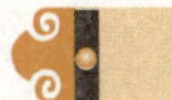

冬瓜皮煮草莓

配　方 草莓 100 克，冬瓜皮 50 克。

制用法 ①将冬瓜皮、草莓洗净，备用。

②在锅中加水适量，放入冬瓜皮，小火煎煮 30 分钟，加入草莓同煮 20 分钟即成。每日食 2 次，连续食 10 天。

功效主治 清热解毒、利水消肿。适用于冠心病、肾病综合征、肾小球肾炎的辅助治疗。

草莓黄连汤

配　方 草莓 100 克，黄连 10 克。

制用法 ①将上述 2 味食材洗净，备用。

②在锅中加水适量，放入食材，煎服。每日 1 剂，2 次分服。

功效主治 清热解毒，利湿凉血。适用于湿热型急性细菌性痢疾、畏寒发热、腹痛腹泻、里急后重、赤白下痢、呕吐不止、口渴、小便短赤等症。

柚子

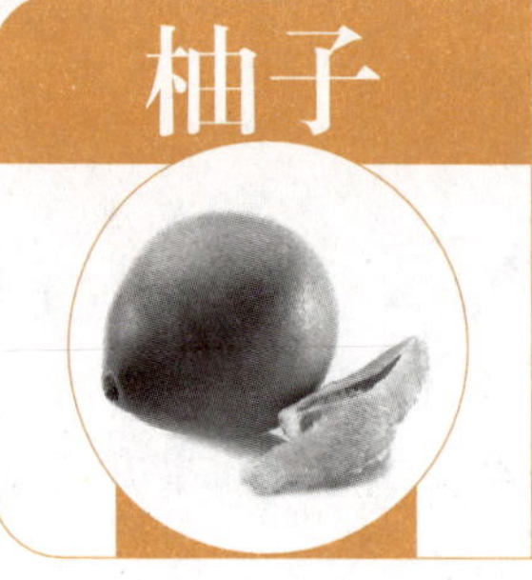

【别　　名】文旦、香栾、朱栾、内紫、条、雷柚、碌柚、胡柑、臭橙、臭柚、抛、苞、脬。

【性味归经】果肉：味甘、酸，性寒；入脾、胃、肺经。果皮：味辛、甘、苦，性温；入脾、肺、肾经。种子：味苦，性温。

【分布区域】在中国的广东、广西、福建、江西、湖南、浙江、四川等地均有栽培。

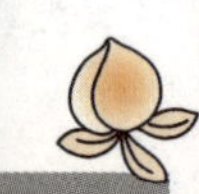

营养价值

柚子中含有大量的蛋白质、糖类、维生素 A、维生素 B_1、维生素 B_2、维生素 C、维生素 P 和钙、磷、镁、钠等物质。柚子所含的维生素 C 要比梨高出 10 倍。同时，柚子中含有生理活性物质皮苷、橙皮苷等，能够减少血栓的发生。

养生功效

防癌防脑卒中 对于中老年人，尤其是患有脑血管疾病的中老年人来说，经常吃柚子可以很好地防治脑卒中。而且柚子中的维生素 C、钙等元素，也能够有效防止肠癌和胃癌的发生。

降低血黏度和血糖 柚子能够降低血液的黏滞度，因此，对脑血管疾病有着良好的治疗效果。鲜柚肉还含有类似胰岛素的成分，对糖尿病也有着非常好的治疗作用。

助消化 柚子具有理气化痰、润肺清肠、补血健脾等功效，能治食少、口淡、消化不良等症，能帮助消化、除痰止渴、理气散结。

食疗药膳

柚子肉炖鸡汤

配　方 柚子1个，雄鸡1只，精盐、味精各适量。

制用法 ①将柚子去皮留肉，雄鸡去毛、去内脏，洗净备用。

②将柚子肉放入鸡肚内，置于沙锅中，加水小火炖煮至鸡熟透，加味精、精盐调味即成，饮汤吃肉。

功效主治 可健胃下气，化痰止咳。适用于支气管哮喘、老年慢性咳嗽。

柚子鸡蛋

配　方 柚子1个，生鸡蛋1个。

制用法 ①将柚子洗净，掏一个孔。

②把鸡蛋放入孔内，置于火上烧，待熟后去壳食蛋。每日服2个。

功效主治 散寒暖肝行气。适用于孤疝，表现为昼出夜缩或时大时小、畏寒喜暖、两胁胀痛、四肢不温、舌淡苔白、脉弦紧者。

柚核瓜皮茶

配　方 柚子核20克，冬瓜皮50克。

制用法 ①将柚子核制成碎末，冬瓜皮洗净，切碎。

②将以上食材共置锅内，水煎取汁，代茶饮用。每日1剂，连服5~7日。

功效主治 清热利尿，消食下气。适用于小儿夏季热之烦渴、小便不利、消化不良等。

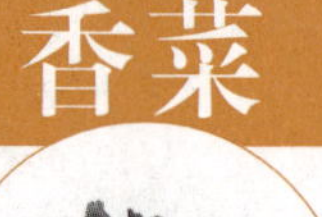

香菜

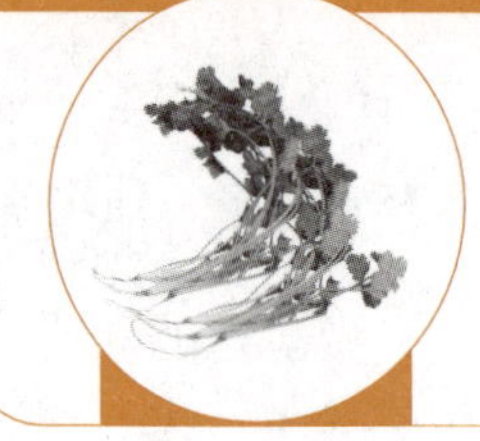

【别　　名】胡荽、香荽、芫荽。

【性味归经】味辛，性温；入肺、胃经。

【分布区域】原产地为地中海沿岸及中亚地区，现全世界大部分地区都有种植。

营养价值

香菜含有丰富的营养元素，其水分含量高，并含维生素 C、胡萝卜素、维生素 B_1、维生素 B_2 等物质。另外，在香菜中还含有丰富的矿物质，比如钙、铁、磷、镁等。香菜的维生素 C 含量要超过普通蔬菜，因此，日常生活中要多吃香菜，以补充维生素 C。

养生功效

祛除寒气 香菜性温，适宜脾胃虚寒的人多吃，具有温胃散寒、助消化、缓解胃痛的功效。

祛腥膻 香菜含有大量的挥发油，其所散发出的特殊香气能够有效祛除肉类的腥膻味，所以在日常生活中，可以使用香菜祛腥膻。

食疗药膳

红糖香菜饮

配　方 红糖 60 克，香菜适量。

制用法 ①将香菜洗净，切碎，备用。

②把红糖、香菜一起用沸水浸泡，热饮。

功效主治 可疏风散邪、益脾通窍。适用于治肺脾气虚之慢性鼻炎。

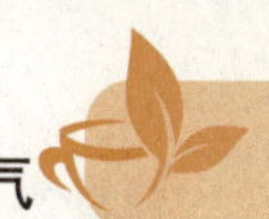

香菜拌黄瓜

配　方 黄瓜 250 克，虾米 5 克，香菜少许，酱油、醋、香油、味精适量。

制用法 ❶将黄瓜洗净，用开水烫一下，切成细丝装盘。

❷将香菜洗净，切段，虾米用沸水泡发。黄瓜丝中加入酱油、醋、香油、味精，再与虾米、香菜拌匀。佐餐食。

功效主治 清热利水。适合扁桃体炎者食用。

香菜粥

配　方 香菜 30 克，大米 60 克，饴糖 20 克。

制用法 ❶将香菜洗净，切末；大米淘洗干净，备用。

❷将洗净的大米放入锅内，加水适量，煮粥，熟后投入香菜末、饴糖，再煮沸即成。

功效主治 香菜有驱散风寒、解热镇痛等功效。主治风寒感冒。

白萝卜

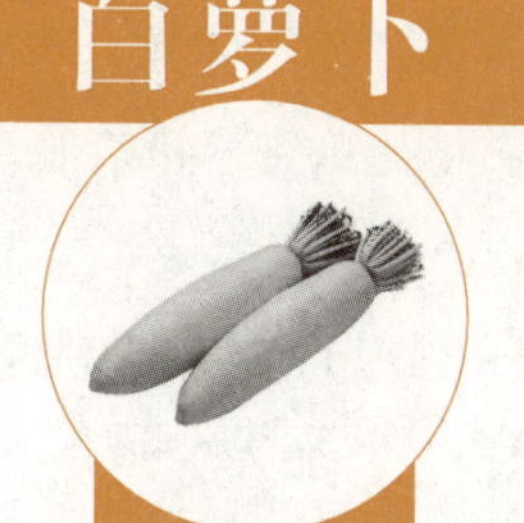

【别　　名】莱菔、芦菔。

【性味归经】味辛、甘，性凉；入脾、肺经。

【分布区域】我国多数地区都有大面积种植。

营养价值

白萝卜含有丰富的水分，其热量较低，另含有膳食纤维、钙、磷、铁、钾等物质，其中维生素 C 和叶酸的含量较高。另外，白萝卜中含有大量的消化酶，这种物质不耐加热，因此，白萝卜适合生吃。

养生功效

保护肠胃、促进消化 白萝卜中含有淀粉酶及各种消化酵素，这些物质可以分解食物中的淀粉和脂肪，从而达到促进消化、解除胸闷的作用。另外，它们还能够促进胃肠液的分泌，同样起到促进消化的效果。

增强机体免疫力 白萝卜可以有效抑制癌细胞的生长，对防癌、抗癌有非常重要的作用。常吃白萝卜还能够达到降血脂、软化血管、稳定血压，预防冠心病、动脉硬化、胆结石等疾病的功效。

食疗药膳

海带萝卜米粥

配　方 海带15克，白萝卜120克，糯米100克，精盐适量。

制用法 ①将海带洗净，切丝；白萝卜洗净，切丁；糯米洗净，浸泡3小时。

②糯米煮粥，加入海带丝、白萝卜丁，同煮至熟，加精盐调味即可。

功效主治 此粥可软坚散结，抗癌。适合痰湿体质者食用。

杞鸡烧萝卜

配　方 鸡肉500克，白萝卜600克，枸杞子15克，味精2克，胡椒粉0.5克，黄酒6毫升，姜10克，葱2根，陈皮9克，精盐4克，熟猪油50克，水淀粉5克，花椒15粒，鲜汤适量。

制用法 ①将鸡肉洗净，切条；白萝卜洗净，切条；枸杞子、姜、葱洗净。

②在沙锅中放入猪油烧至六成热，放鸡肉煸炒至变色，加入鲜汤烧开，撇去浮沫，加黄酒、花椒、陈皮、姜、葱，烧至七成熟时，加入白萝卜条、胡椒粉烧开，加枸杞子、精盐、味精调味，勾薄芡汁即成。

功效主治 补中益气、化痰利气、消积减肥。

萝卜丝烧带鱼

配　方 白萝卜、带鱼、青蒜、姜片、黄酒、精盐、胡椒粉各适量。

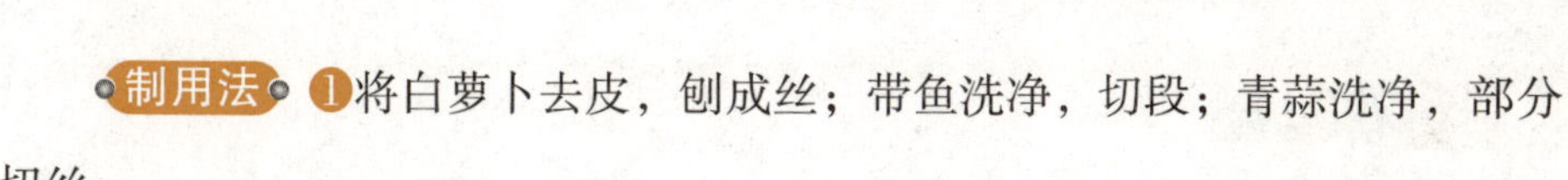

制用法 ❶将白萝卜去皮，刨成丝；带鱼洗净，切段；青蒜洗净，部分切丝。

❷在锅中烧热油，爆香姜片，放入带鱼煎黄后淋入黄酒，放入萝卜丝、精盐、胡椒粉、水及青蒜白，煮至萝卜丝成透明状，再撒入青蒜丝即可。

功效主治 具有滋阴开胃之功效，适合食欲不振者食用。

香椿

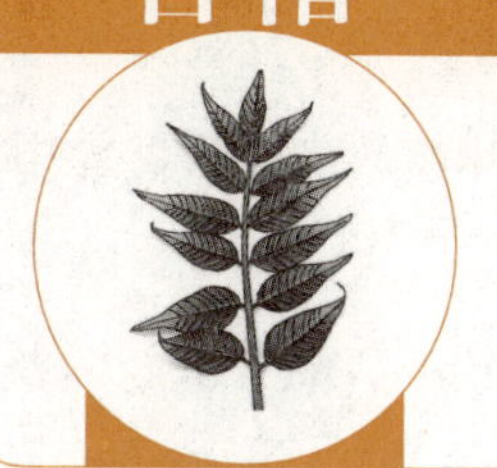

【别　　名】白椿、香椿芽。

【性味归经】味苦，性凉；入肺、胃、大肠经。

【分布区域】原产于中国中部和南部。我国东北自辽宁南部，西至甘肃，北起内蒙古南部，南到广东、广西，西南至云南均有栽培。

营养价值

香椿嫩叶含有丰富的蛋白质、糖类、B族维生素、维生素C、胡萝卜素等，同时含有大量的挥发油、磷、铁等物质，其所含营养素较为全面，对人体有良好的补益作用。

养生功效

抗衰老 香椿中含有的维生素E、性激素物质能够起到抗衰老的作用，对于补阳滋阴有着非常好的效果。同时，香椿还具有很好的润滑肌肤的作用，能够有效达到保健美容的功效。

开胃健脾 香椿中含有香椿素等挥发性芳香族有机物，这些物质能够起到健脾开胃、增加食欲的作用，是治疗消化不良的良好食品。

清热利湿 香椿具有清热利湿、利尿解毒的功效，对于治疗肠炎、痢疾、泌尿系统感染等病症有良好的作用。

食疗药膳

油炸香椿叶

配　方 鲜香椿叶250克，食用油500克，面粉、精盐各适量。

制用法 ❶将鲜香椿叶洗净，切碎；面粉加水，调成糊状。

❷在面粉糊中加入切碎的香椿叶，并加精盐；然后起油锅，用勺将面糊下入油锅，炸黄后捞出，佐餐食用。

功效主治 清热利湿，解毒利尿。适用于泌尿系统感染。

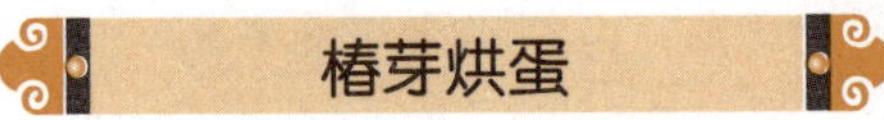

椿芽烘蛋

配　方 鸡蛋3只，新鲜香椿芽50克，精盐、味精、水淀粉、食用油各适量。

制用法 ❶将香椿芽洗净，放入开水中烫一下，捞起，沥干水分，剁成细末。

❷将香椿细末放入大汤碗内，磕入鸡蛋，入盐、味精、水淀粉，打匀；烧热锅，加食用油适量，油烧热后，将蛋液缓缓倒入锅内，蛋将熟时，用小火烘3分钟后，将蛋翻身，再加入油适量，烘3分钟左右取出，装入盘内即成。

功效主治 香椿芽能消炎祛毒，适用于肝炎的辅助治疗。

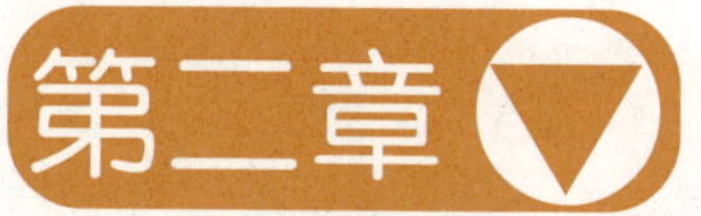

第二章 清热润燥，生津止渴

杏

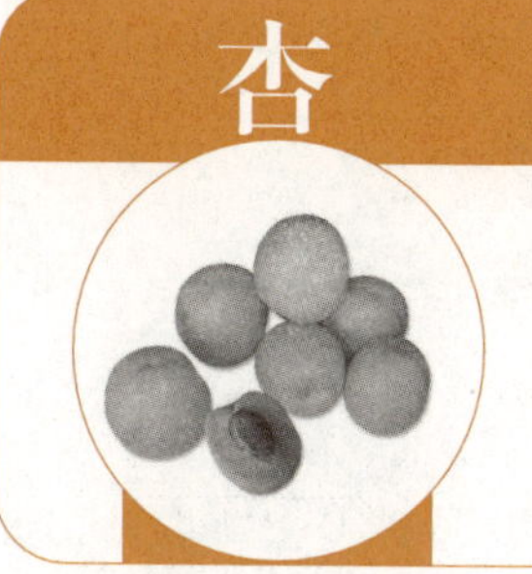

【别　　名】甜梅、叭达杏。

【性味归经】味甘、酸，性微温，有小毒；入肝、心、胃经。

【分布区域】河北、山东、山西、河南、陕西、甘肃、青海、新疆、辽宁、吉林、黑龙江、内蒙古、江苏、安徽等地较多，其集中栽培区为东北南部、华北、西北等黄河流域各省。

营养价值

鲜杏所含水分极高，达到85%，同时，其富含糖类、钾、维生素A、维生素P、柠檬酸、番茄烃等多种物质，其中果肉含糖、蛋白质、钙、磷、胡萝卜素、维生素B_1、维生素B_2、烟酸及维生素C等。

养生功效

润肺 苦杏仁具有止咳平喘、润肠通便的作用，同时还能够治疗肺病、咳嗽等疾病。甜杏仁能够润肺养肺，是良好的食材。

抗肿瘤 杏仁抗肿瘤的作用非常强，这是因为苦杏仁中含有苦杏仁苷，这种物质能够进入血液杀死癌细胞，因此其对于晚期癌症具有缓解的效果。另外，杏仁中含有丰富的胡萝卜素，能够起到抗氧化、防止自由基侵袭细胞的作用。

食疗药膳

菊杏桑甘茶

配　方 菊花、杏仁、桑叶各10克，甘草5克。

制用法 ❶将以上食材分别洗净，备用。

❷将洗净的食材放入锅内，加适量清水，煎煮取汁，代茶饮。

功效主治 菊花可散风清热；杏仁可镇咳平喘；桑叶可疏散风热，清肺润燥；甘草可清热解毒，祛痰止咳。此饮适用于脾肾阳虚型支气管炎。

荔枝杏仁茶

配　方 干荔枝50克，杏仁10克，茶叶3克，白糖适量。

制用法 ❶将荔枝、杏仁分别洗净，备用。

❷将前3味材料同放入沙锅中，加水适量，煎煮20分钟，去渣取汁，加入白糖，搅匀即可。每日1剂，当茶饮服。

功效主治 理气化痰、清散痰结。适用于治疗甲状腺肿大、甲状腺瘤等症。

杏子粳米粥

配　方 杏子10枚，粳米60克，冰糖适量。

制用法 ❶将杏子洗净，粳米淘洗干净，备用。

❷将杏子煮烂，去核。用粳米煮粥，待粥将熟时，加入杏子肉、冰糖，再煮沸即可。空腹食，1日2次。

功效主治 适用于燥热伤肺之咳嗽。

杨梅

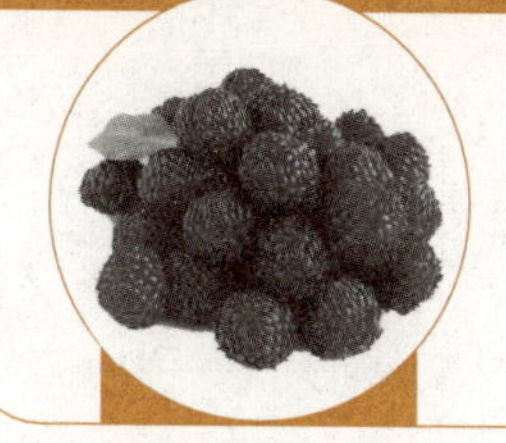

【别　　名】水杨梅、圣生梅、白蒂梅、树梅、朱红。

【性味归经】味甘、酸，性温；入胃、大肠经。

【分布区域】分布于中国华东和湖南、广东、广西、贵州等地区。

营养价值

杨梅含有丰富的纤维素、矿物质、维生素、脂肪、果胶及多种对人体有益的氨基酸，其果实中钙、磷、铁等物质的含量是一般水果的 10 多倍。

养生功效

祛暑生津 杨梅有和中消食、生津止渴的功效，在夏天食用对祛暑非常有效。其所含的果酸，可以帮助开胃生津，同时又能够阻止体内的糖转化为脂肪，有助于保持身材。

收敛、消炎、止泻 杨梅的味道酸涩，可以起到收敛、消炎的作用；另外，其对大肠杆菌、痢疾杆菌等细菌都有抑制的作用，所以可以治痢疾腹痛，对下痢不止有非常好的疗效。

防癌抗癌 杨梅所含的维生素 C、B 族维生素，可以起到防癌抗癌的作用。杨梅果仁中所含的氰氨类物质、脂肪油等成分也可以起到抑制癌细胞的作用。

食疗药膳

杨梅甜酒

配　方 新鲜杨梅 800 克，冰糖 50 克。

制用法 ①将杨梅洗净，加入冰糖，捣烂备用。

②将以上食材放入罐中，自然发酵1周后成酒，用纱布滤汁，再置锅中煮沸，停火冷却后，装瓶密封保存。越陈久者越好，适量饮用。

功效主治 此酒具有清解暑热、祛湿止泄的功效，可用于预防中暑及治疗暑热泄泻。

杨梅蒸糕

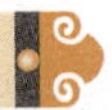

配　方 杨梅20颗，面粉50克，鲜牛奶250毫升，白糖250克，鸡蛋4个，熟猪油200克，盐水适量。

制用法 ①将杨梅放入盐水中洗净，然后榨取杨梅汁，备用。

②取干净容器，倒入面粉、白糖、牛奶，打入鸡蛋，再加猪油、杨梅汁及适量清水，搅拌均匀，制成糊状物。

③将糊状物上笼蒸45分钟，熟后取出，晾凉后切块即成。

功效主治 此糕具有生津止渴、开胃消食、通利肠腑的功效。适用于津伤烦渴、食欲不振、消化不良、肠腑积滞及久病体虚等病症。无病者食之可强壮身体。

枇杷

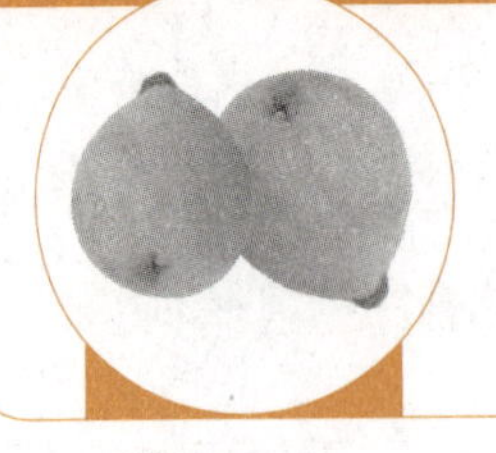

【别　　名】枇杷果

【性味归经】枇杷果肉：味甘、微酸，性凉；入肺、胃经，未熟时味酸者入肝经。枇杷核：味苦，性平。枇杷叶：味苦，性凉。

【分布区域】四川、湖北有野生的，全国各地都有栽培。

营养价值

枇杷的营养相当丰富，主要含有糖类、蛋白质、脂肪、纤维素、果胶、胡萝卜素、鞣质、苹果酸、柠檬酸、钾、磷、铁、钙以及维生素A、B族维生

素、维生素 C 等。在枇杷中，胡萝卜素的含量是最高的，并且其含糖的种类也很多，包括了葡萄糖、果糖和蔗糖等。除此之外，枇杷中丰富的维生素 A，对保护视力有一定的效果。

养生功效

促进消化 枇杷中含有丰富的有机酸，这种物质能够刺激消化腺分泌，从而达到增进食欲的效果，对于促进消化吸收、止渴解暑有着非常好的效果。

防止呕吐 枇杷叶晾干后可以制成枇杷茶，喝枇杷茶可以起到泄热下气、和胃降逆的功效，是止呕的良药，而且它对各种呕吐都有疗效。

润肺止咳、预防感冒 枇杷中含有苦杏仁苷，这种物质可以起到润肺止咳、祛痰，治疗各种咳嗽的作用。枇杷果实对流感病毒有抑制的作用，常吃能够预防感冒。

食疗药膳

百合枇杷膏

配　方 新鲜百合 3000 克，枇杷 1000 克，蜂蜜 300 克。

制用法 ❶将百合洗净，同枇杷、蜂蜜一起放入锅内。

❷在锅中加水拌匀，用小火焖酥，然后用微火炒至不黏手为度，取出冷却，每次 2 匙，每日 2 次，开水冲服。

功效主治 适用于支气管扩张，证见咳嗽、咯血鲜红、口干咽燥者。

百合枇杷藕茶

配　方 百合、枇杷、鲜藕各 30 克，白糖适量。

制用法 ❶先将百合、枇杷和藕片洗净，备用。

❷在锅中加水，放入以上材料，合煮汁，调入适量白糖（冰糖更佳）。代茶频频饮之。

功效主治 清热养阴、润肺止咳。适用于燥热伤肺、虚热扰胸所致肺炎干咳不止，甚或咳痰带血、口干舌燥、面颊及唇红赤、舌苔薄干、脉细数无力等。

猕猴桃

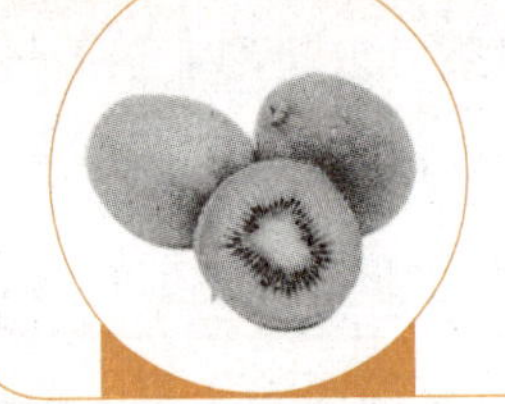

【别　　名】藤梨、羊桃、白毛桃、毛梨子、布冬。

【性味归经】味甘、酸，性寒；入脾、胃经。

【分布区域】原产于中国湖北宜昌，分布于亚洲东部地区。

营养价值

猕猴桃中含有大量的糖类、维生素和微量元素。特别是维生素 C、维生素 A、叶酸的含量很高，其中维生素 C 的含量比苹果要高出 10 多倍。猕猴桃的外皮含有果胶。同时，猕猴桃还富含膳食纤维，是低钠高钾的水果。

养生功效

促消化 猕猴桃含有的膳食纤维可以有效降低胆固醇，并且达到帮助消化的作用，可有效防止便秘，对于清除体内有害代谢物非常有用。

降低胆固醇 猕猴桃的外皮具有降低胆固醇的作用。其果实所含纤维中有大量果胶，这种物质能够有效降低血中胆固醇的浓度，从而达到预防心血管疾病的作用。

防癌抑肿瘤 经常食用烧烤食物会让体内发生硝化反应，从而产生致癌物。猕猴桃所含的维生素 C 能够有效抵制这种致癌物，防止癌症的发生。

食疗药膳

猕猴桃银耳羹

配　方 猕猴桃100克，水发银耳50克，白糖适量。

制用法 ❶将猕猴桃洗净，去皮、子，切片，备用。

❷将水发银耳去杂，洗净，撕片。锅内加水适量，煮至银耳熟，加入猕猴桃片、白糖，煮沸出锅。

功效主治 此羹具有润肺生津、滋阴养胃的功效。适用于烦热、消渴、食欲不振、消化不良、肺热咳嗽、痔疮等病症。

猕猴桃荷花饮

配　方 荷花1朵，猕猴桃100克，白糖适量。

制用法 ❶将荷花撕成碎片，洗净；猕猴桃去皮洗净，榨汁。

❷在锅中加水适量，放入荷花煮沸，去渣取汁，加入猕猴桃汁、白糖，拌匀即成。每日1剂。

功效主治 适用于湿热蕴蒸型牙周炎。

猕猴桃根瘦肉汤

配　方 鲜猕猴桃根100克，猪瘦肉200克，红枣10枚，油、精盐各适量。

制用法 ❶将前3味食材洗净，备用。

❷在锅中加水适量，将前3味食材一起炖至猪肉熟烂，加油、精盐调味，食肉喝汤。隔日1剂，可常服达数月。

功效主治 清热解毒，益气养血。主治气血亏损型肝癌。

黄瓜

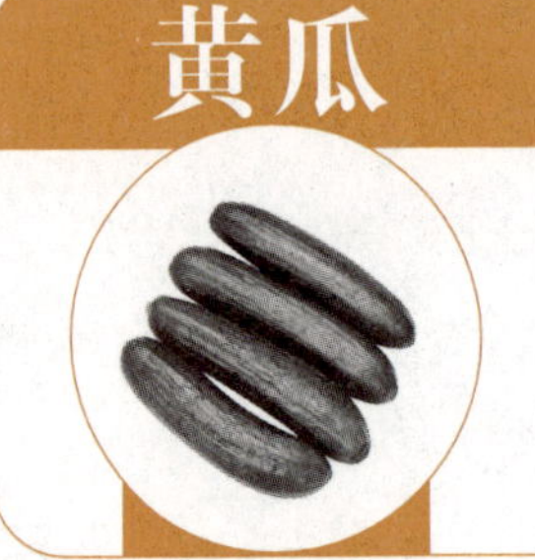

【别　　名】青瓜、刺瓜、胡瓜、王瓜。

【性味归经】黄瓜味甘，性凉，无毒；入脾、胃、大肠经。

【分布区域】原产喜马拉雅山南麓的热带雨林地区，分布于世界各地。

营养价值

黄瓜含有维生素C分解酶，生吃的时候其所含的维生素C分解酶可以保持活性，对人体有较好的保健作用。但如果黄瓜同维生素C含量丰富的食物一起食用，那么维生素C分解酶就会破坏掉维生素C，从而降低维生素C的吸收。另外，黄瓜富含蛋白质、糖类、维生素B_2、维生素C、维生素E、胡萝卜素、烟酸、钙、磷、铁等营养成分。

养生功效

抗衰老 黄瓜含有非常丰富的维生素E，这种物质能够起到延年益寿、抗衰老的作用。黄瓜含有黄瓜酶，可以有效刺激机体的新陈代谢，用黄瓜捣汁涂擦皮肤，能够达到润肤、舒展皱纹的功效。

抗肿瘤 黄瓜含有葫芦素C，能够提高人体的免疫功能，从而起到抗肿瘤的作用。同时，黄瓜还能够起到治疗慢性肝炎和迁延性肝炎的作用。

降血糖 黄瓜中的葡萄糖苷、果糖等物质与日常的糖代谢没有丝毫的联系，因此，对于糖尿病患者来说，黄瓜是非常好的食物。

食疗药膳

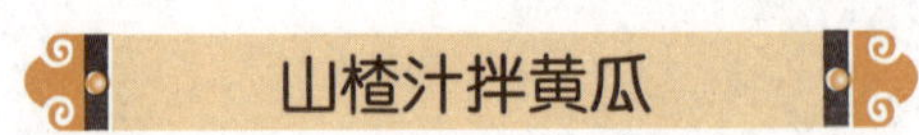

山楂汁拌黄瓜

配　方 嫩黄瓜5条，山楂30克，白糖50克。

制用法 ❶将黄瓜去皮，洗净切条；山楂洗净。

❷在锅中加水200毫升，放入山楂煮约15分钟，取汁液100毫升；黄瓜条入锅中加水煮熟，捞出；山楂汁中放入白糖，用小火慢熬，待糖融化，投入已控干水分的黄瓜条拌匀即成。

功效主治 此菜肴具有降脂、减肥、消积的作用，肥胖症、高血压、咽喉肿痛者食之有效。

黄瓜生姜拌海蜇

配　方 鲜嫩黄瓜、水发海蜇皮各200克，生姜15克，精盐、味精、香油、米醋各适量。

制用法 ❶将水发海蜇皮洗净，切丝，放入清水中浸泡30分钟，再用开水烫一下，捞出，用清水过凉，沥干水分，放入盘内，备用。

❷将黄瓜、生姜分别洗净，切成细丝，放在海蜇丝上，加精盐、味精、香油、米醋拌匀即成。

功效主治 清热解毒，凉血润肠。适用于痔疮、慢性肠胃炎、便秘等症。

黄瓜拌花生

配　方 黄瓜350克，花生米150克，精盐、味精、香油、花椒油、米醋各适量。

制用法 ❶将花生米洗净后煮熟，捞出过凉，沥干水分；黄瓜洗净，切片，备用。

❷将黄瓜片、花生米放入盘内，加精盐、味精、香油、花椒油、米醋拌匀即成。

功效主治 清热解毒，润肺利咽。适合慢性咽炎、扁桃体炎者食用。

梨

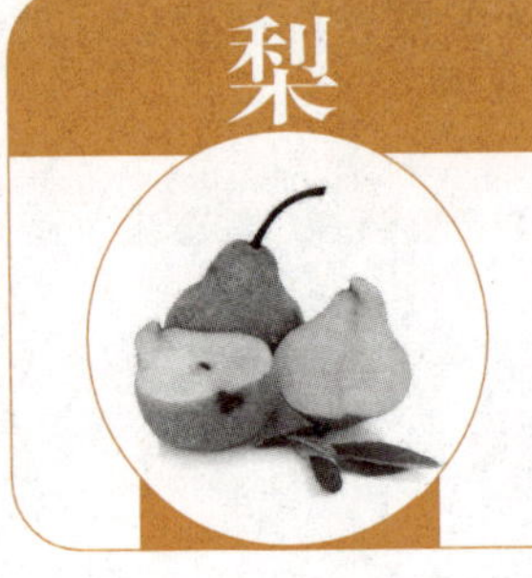

【别　　名】快果、果宗、玉乳、蜜父。

【性味归经】味甘、微酸，性凉；入心、肺二经，兼入肝、胃二经。

【分布区域】分布于河北、山东、辽宁、江苏、四川、云南、新疆等省区。

营养价值

梨的果肉中含有丰富的果浆、葡萄糖和苹果酸，同时还含有蛋白质、脂肪、钙、磷、铁以及胡萝卜素、维生素 B_1、维生素 B_2、烟酸、维生素 C 等多种营养素。新鲜的梨含有较高的水分，达到 83%。

养生功效

养肺的作用 吃梨可以有效防止感冒，因此，有人把梨称作“全方位的健康水果”。另外，梨可以改善人体呼吸系统和肺功能，具有养肺的作用。

开胃护肝、防癌抗癌 梨能够增进食欲，因此，可以起到开胃护肝的效果。另外，梨能够防止动脉粥样硬化，同时对致癌物质也有抑制的效果，能起到防癌抗癌的作用。

食疗药膳

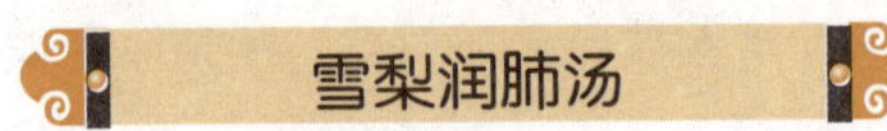

雪梨润肺汤

配　方 雪梨 2 个，沙参 15 克，蜜枣 4 个，猪肉约 200 克。

制用法 ❶将雪梨洗净，去核切片；猪肉洗净，切小块，备用。

❷将以上材料放入沙锅中，加入适量开水，放入蜜枣、沙参煲 1 ~ 2 小时便可食用。

功效主治 能清肺热、润肺燥、止咳化痰。适合口燥咽干、肺燥干咳、大便秘结者饮用。小儿饮用对预防咽喉炎有一定疗效。

绿豆梨粥

配　方 绿豆 50 克，梨、粳米各 100 克，冰糖适量。

制用法 ❶将绿豆洗净，放入清水中浸软；将梨洗净，去皮、核，切块；将粳米淘洗干净，备用。

❷在锅内加水适量，放入绿豆、粳米煮粥，将熟时加入梨块、冰糖，再煮数沸即成。每日 1 剂。

功效主治 清热解毒，润肺止咳。适用于风热咳嗽、咳嗽频剧、气粗、咳吐黄痰、胸闷、咽痛等。

山竹

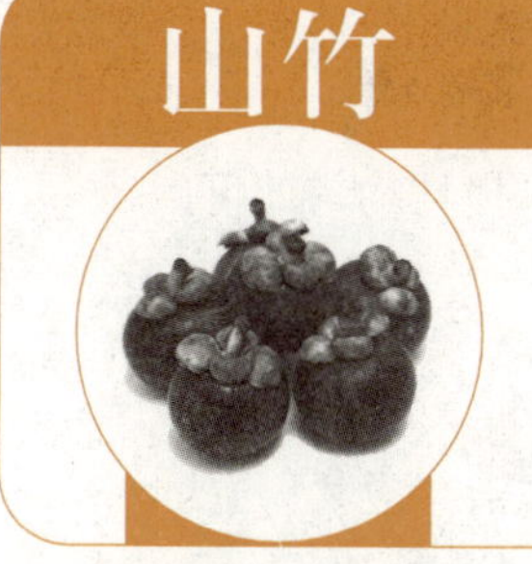

【别　　名】山竹子、凤果。

【性味归经】味苦，性寒；入心、胃经。

【分布区域】原产于马鲁古群岛，亚洲和非洲广泛栽培。我国台湾、福建、广东和云南也有引种或栽培。

营养价值

山竹富含蛋白质、糖类和脂类，主治脾虚腹泻、口渴口干、烧伤、烫伤、湿疹、口腔炎。每 100 克山竹含能量 69 千卡，维生素 B_6 0.03 毫克，蛋白质 0.4 克，脂肪 0.2 克，糖类 18 克，叶酸 7.4 微克，膳食纤维 1.5 克，维生素 B_1 0.08 毫克，维生素 B_2 0.02 毫克，烟酸 0.3 毫克，维生素 C 1.2 毫克，维生素 E 0.36 毫克，钙 11 毫克，磷 9 毫克，钾 48 毫克，钠 3.8 毫克，碘 1.1 微克，镁 19 毫克，铁 0.3 毫克，锌 0.06 毫克，硒 0.54 微克，铜 0.03 毫克，锰 0.1 毫克，维生素 A 0.55 毫克。

养生功效

调养身体 山竹含有丰富的蛋白质和脂类，对机体有很好的补养作用，对体弱、营养不良、病后体虚都有很好的调养作用。

清凉解热，降燥 山竹果肉含可溶性固形物 16.8%，柠檬酸 0.63%，还含有维生素 B_1、维生素 B_2 和矿物质等，具有降燥、清凉解热的作用，因此，山竹不仅味美，而且还有降火的功效，能克榴莲之燥热。

抗氧化，提高免疫力 山竹的果皮或外皮都蕴含丰富的抗氧化活性物质，能抗氧化，有助于增进免疫系统健康。

食疗药膳

山竹哈密瓜汁

配　方 山竹 2 个，哈密瓜 300 克。

制用法 ①山竹去皮去子，哈密瓜去皮、去子，切小块。

②所有原料都放入果汁机中，加冷开水 200 毫升，搅拌均匀即可。

功效主治 益智醒脑，改善健忘症状。

山竹石斛生鱼汤

配　方 瘦猪肉 160 克，黑鱼 400 克，山竹 40 克，山药（干）20 克，石斛 12 克，精盐、姜、食用油各适量。

制用法 ①鱼去鳞、鳃，用水冲洗，抹干，用姜下油锅煎至微黄；山药、石斛用水洗净，将山药切片；山竹去皮；瘦猪肉用水洗净。

②加水于瓦煲内，煲至水开，放入全部材料，待水滚起。用中火煲 3 个小时，加精盐调味即可。

功效主治 健脾开胃，生津解渴。

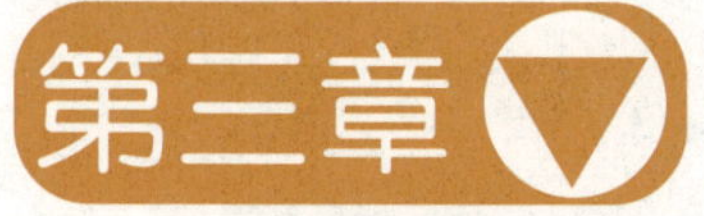

第三章 润肺益气，化痰止咳

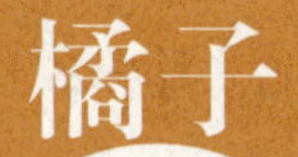

橘子

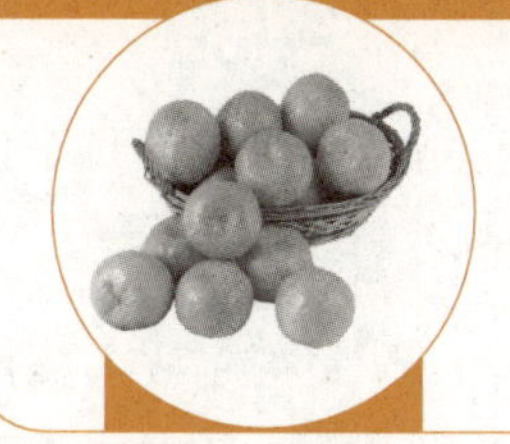

【别　　名】柑、柑果、扁柑、黄橘、福橘、朱橘。

【性味归经】味甘、酸，性温；入肺、胃经。

【分布区域】分布于北纬35°以南的区域、长江中下游和长江以南地区。

营养价值

橘子含有非常多的营养元素，其果肉、皮、核、络都能够入药。橘子的外果皮可以制成“陈皮”。同时，橘络含有维生素P，能够起到通络、化痰、理气、消滞的作用。橘核味苦、无毒，具有理气止痛的作用。

养生功效

美容作用 橘子含有大量的维生素C和柠檬酸，维生素C能够起到美容的作用，而柠檬酸则可以助消化、抗疲劳。橘子内的薄皮不仅含有维生素C，还含有膳食纤维，对于通便有很好的效果。

通络化痰、顺气活血 橘络具有通络化痰、顺气活血的功效，经常食用可以治疗痰滞咳嗽等。橘络中含有维生素P，这种物质可以防治高血压等疾病。

食疗药膳

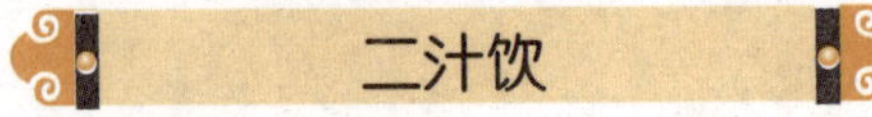

二汁饮

配　方 橘子汁100毫升，生姜汁少许。

制用法 将以上材料混匀，频频饮服。每日2剂。

功效主治 理气健胃，降逆止呕。适用于妊娠呕吐。

瑰橘酪汤圆

配　方 鲜玫瑰花1朵，糯米粉500克，橘子200克，煮熟的豆沙馅100克，白糖适量。

制用法 ❶将糯米粉放入盆中，用水和匀揉软，分成若干小剂，每个剂内包1份豆沙馅，搓成汤圆。

❷将橘子去皮，切成小丁，放碗内；鲜玫瑰花洗净，取大花瓣放入橘酪碗内，清水烧沸，下入汤圆，待汤圆全浮在水面上时，加进白糖，水沸后，盛入放橘络、玫瑰花的大碗内即成。随意服用。

功效主治 理气解郁、生津润肺。适用于肺阴虚证。

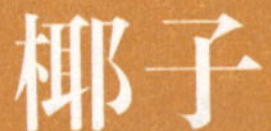

椰子

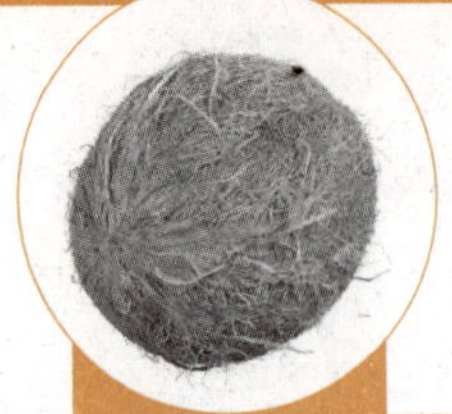

【别　　名】胥条、越王头、椰瓢。

【性味归经】味甘，性温；入肺经。

【分布区域】现广泛分布于亚洲、非洲、大洋洲及美洲的热带滨海及内陆地区。

营养价值

椰汁及椰肉中含有蛋白质、果糖、葡萄糖、蔗糖、脂肪、维生素B_1、维

生素 E、维生素 C、钾、钙、镁等物质。其中椰肉的含油量极高，另外还含有棕榈酸、油酸、月桂酸、脂肪酸和游离脂肪酸等。

养生功效

生津止渴、益气祛风 椰汁在夏天能够解渴祛暑、生津利尿，对于热病有非常好的防治效果。另外，其果肉有益气、祛风、驱毒、润颜的效果。

美容护肤 椰肉中含有挥发油，油中的成分是癸酸、棕榈酸、油酸、月桂酸、脂肪酸、游离脂肪酸及多种甾醇物质，这些物质能够起到补充机体营养、美容、防治皮肤病的作用。

食疗药膳

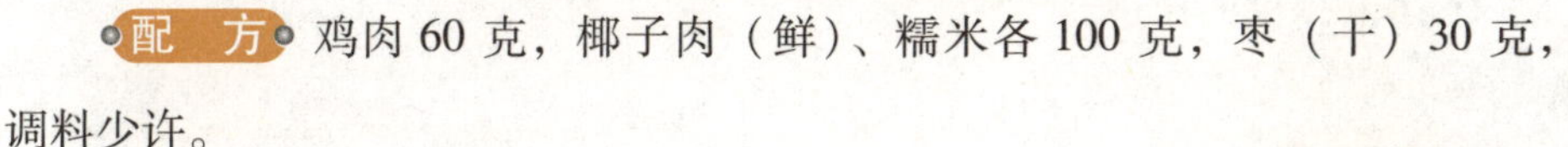

椰子红枣鸡肉糯米饭

配　方 鸡肉 60 克，椰子肉（鲜）、糯米各 100 克，枣（干）30 克，调料少许。

制用法 ❶将椰子肉洗净，切小块。

❷红枣、糯米洗净。

❸鸡肉洗净，切粒，用调味料拌匀。

❹ 糯米、椰子、红枣放入锅内，加清水适量煮饭，饭水将干时，放鸡肉粒，微火焖至饭熟，随量食用。

功效主治 补中益气、健脾养血。

椰子鸡肉蒸米饭

配　方 椰子肉、鸡肉各 50 克，糯米 80 克。

制用法 ❶将椰子肉切成小块；鸡肉洗净，切丁备用。

❷将糯米淘洗干净，浸泡 3 小时。将椰子肉、鸡肉、糯米放入蒸锅内，隔水蒸熟即可。

功效主治 椰子肉补益脾胃；鸡肉温中补脾、益气养血、补肾益精。

杨桃

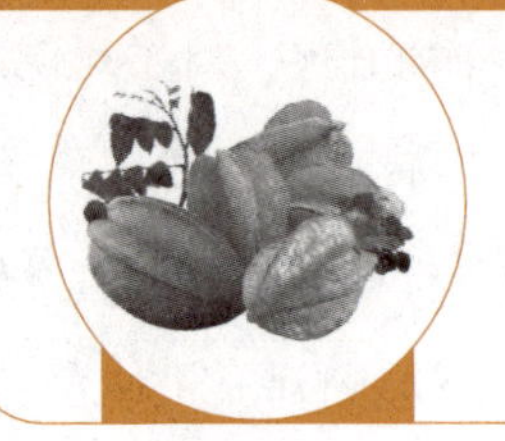

【别　　名】五敛子、阳桃。

【性味归经】味酸、甘、涩，性平；无毒，入肝、脾经。

【分布区域】原产地为亚洲热带、亚热带地区，分布于中国大陆南部和台湾省，以及菲律宾。

营养价值

杨桃含糖量较高，其成分包括蔗糖、果糖、葡萄糖，另外还有苹果酸、柠檬酸、草酸、多种维生素、微量脂肪及蛋白质等，这些物质对人体有助消化、滋养和保健的作用。

养生功效

生津止渴 杨桃中的糖类及有机酸含量较高，同时果汁充沛，可以快速达到补充人体水分的效果，是解热、生津的食物。

清热利咽 杨桃含有大量的挥发性成分，包括胡萝卜素类化合物、糖类、有机酸及B族维生素等，这些物质可以消除咽喉炎症，达到清热利咽的效果。

和中消食 杨桃含有非常多的草酸、柠檬酸、苹果酸，这些物质可以通过提高胃液酸度、促进食物消化而达到和中消食的效果。

食疗药膳

蛋奶炖杨桃

配　方 牛奶250克，杨桃、鸡蛋各100克，白糖30克。

制用法 ❶杨桃洗净，去核，切小块；鸡蛋磕入汤盆中，搅匀。

❷将牛奶、杨桃一同放入锅里用小火煮开，关火，晾至稍凉，放入白糖慢慢溶化，搅匀。将煮好的奶液加入打散的鸡蛋里拌匀，过筛滤去泡沫及打不散的蛋白，上蒸锅，盖碟，用大火蒸至凝固取出，晾凉食用。

功效主治 美容养颜，滋润皮肤。

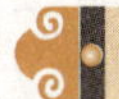

杨桃蜂蜜茶

配　方 杨桃5个，蜂蜜30克。

制用法 ❶将杨桃洗净切块，备用。

❷在锅中放入杨桃，加水煎汤，候温，调入蜂蜜，代茶饮服。每日1剂。

功效主治 清热解毒，利尿通淋。适用于膀胱结石、膀胱炎等症。

冬瓜

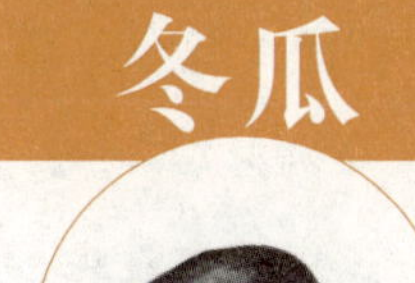

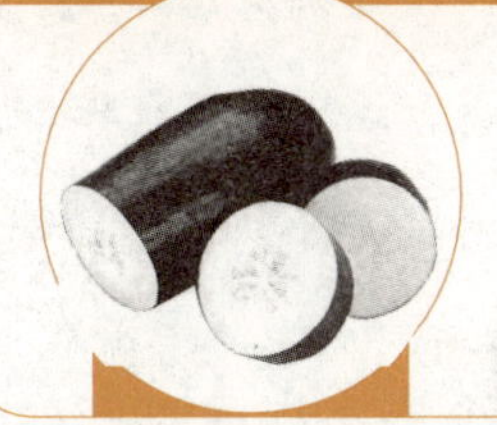

【别　　名】枕瓜、东瓜、白瓜。

【性味归经】味甘、淡，性凉；入肺、大肠、膀胱经。

【分布区域】原产于我国南部及印度，我国南北各地均有栽培。

营养价值

冬瓜含蛋白质、糖类、胡萝卜素、多种维生素、粗纤维和钙、磷、铁等物质，其中钾的含量较高。冬瓜汁可以有效增加人体的排尿量，同时减轻肾病的病变程度，具有治疗肾虚的作用。另外，冬瓜中含有丙醇二酸，可以有效抑制糖类转化为脂肪。

养生功效

减肥降脂 冬瓜中含有大量的膳食纤维，这种物质能够改善血糖水平、降低体内胆固醇、降血脂、防止动脉硬化，是减肥的良好食品。另外，冬瓜中的丙醇二酸能够控制体内的糖类转化为脂肪，具有良好的减肥功效。

护肾 冬瓜能够调节免疫功能，对肾功能具有保护作用。冬瓜皮可以治疗肾病水肿和心脏病水肿，还能防治慢性肾炎。

食疗药膳

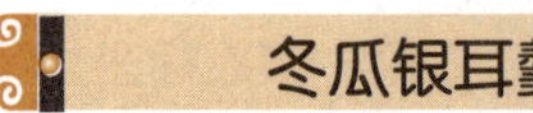

冬瓜银耳羹

配　方 冬瓜250克，银耳30克，高汤、精盐、味精、黄酒各适量。

制用法 ❶先将冬瓜去皮、瓤，洗净，切片；银耳用水泡发，洗净，备用。

❷将油锅烧热，把冬瓜片倒入，煸炒片刻，加高汤、精盐，烧至冬瓜将熟时，加入银耳、味精、黄酒调匀即成。

功效主治 此汤羹具有清热生津、利尿消肿之功效，适宜于高血压、心脏病、肾炎水肿等患者服食。

番茄冬瓜粉丝汤

配　方 番茄150克，冬瓜100克，粉丝50克，精盐、味精、香油各适量。

制用法 ❶将番茄、冬瓜洗净，连皮切片；粉丝泡发洗净，备用。

❷将番茄、冬瓜、粉丝同入锅中，加沸水400毫升，煮至熟透，加精盐、味精、香油调味拌匀，分2次服食。

功效主治 利尿消肿、降脂降压。适合高血压患者食用。

山楂冬瓜土豆汤

配　方 山楂20克，去皮冬瓜100克，土豆50克。

制用法 ①将上述3味食材洗净，备用。

②在锅中加入清水，放入食材，煮汤饮服。每日1剂，2次分服。

功效主治 清热解毒，利尿消肿，活血止痛。主治急性扁桃体炎。

银耳

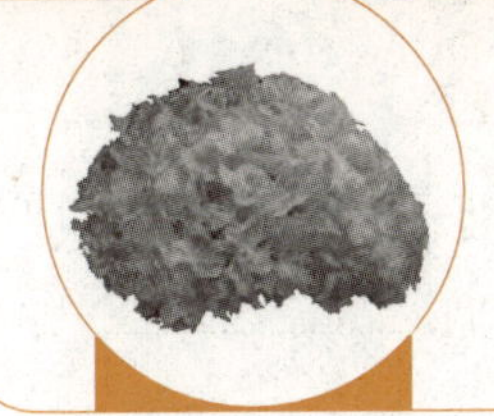

【别　　名】白木耳、雪耳、银耳子。

【性味归经】味甘、淡，性平；入肺、胃、肾经。

【分布区域】分布于我国四川、浙江、福建、江苏、江西、安徽、台湾、湖北、海南、湖南、广东、香港、广西、贵州、云南、陕西、甘肃、内蒙古、西藏等地区。

营养价值

银耳含有维生素D，可以有效防止钙流失。同时，银耳富含17种氨基酸，人体中所必需的氨基酸有3/4银耳都可以提供。另外，银耳含丰富的矿物质，如钙、磷、铁、钾、钠、镁、硫等，其中又以钙、铁的含量最高。

养生功效

美容祛斑 银耳含有丰富的天然特性胶质，这种物质具有滋阴的作用。另外，长期食用银耳还具有润肤的效果，可以起到祛黄褐斑、雀斑的作用。

清热健胃 银耳可用来滋补，对人体有补脾开胃、益气清肠、安眠健胃、补脑、养阴清热润燥的功效。另外，银耳对阴虚火旺的病人也有良好的食疗功效。

食疗药膳

银耳百合羹

配　方 银耳 50 克，鲜百合 30 克，红枣 10 颗，味精、精盐、葱花、冰糖各适量。

制用法 ①将银耳放入温开水中泡开，去掉根蒂，置于开水中煮透。

②将鲜百合掰开，把外面的老皮洗净；红枣用清水洗净。

③将以上食材一起放入锅中，加入清水 1000 毫升，煮开后改用小火，待百合瓣煮烂时，起锅加入味精、精盐、葱花、冰糖适量，即可服用。

功效主治 养阴清热、健脾安神。对神衰失眠者尤为适宜。

银耳猪肝汤

配　方 鲜猪肝 50 克，白菜叶 60 克，银耳 30 克，枸杞子 15 克。

制用法 ①将猪肝洗净，切片；白菜叶洗净，切碎，备用。

②将银耳泡发，撕碎，同枸杞子、猪肝片、白菜叶碎一起入锅加水煮熟食用。

功效主治 此汤对肝肾两亏型白内障有良效。

芦笋

【别　　名】石刁柏、龙须菜。

【性味归经】味甘，性寒；入肺、胃经。

【分布区域】分布于中国、德国、法国、西班牙、美国、日本等国家。

营养价值

芦笋中含有丰富的矿物质，包括钙、磷、钾、铁、锌、铜、锰、硒、铬等，这些物质大部分是人体必需的营养物质。同时，芦笋对癌症及心脏病有防治作用。

养生功效

抗癌 芦笋含硒，这种物质能够有效阻止癌细胞分裂与生长，抑制致癌物的活力，使癌细胞发生逆转，从而促进抗体的形成，所以芦笋是抗癌的良好食品。同时，芦笋对膀胱癌、肺癌、皮肤癌都有着一定的防治作用。

清热利尿 芦笋中含有人体需要的大量物质，可以起到清热利尿的效果，对于上火、有高血压的病人来说，食用芦笋的好处非常多。

食疗药膳

二笋炒豆芽

配　方 芦笋、竹笋、绿豆芽、精盐、味精、酱油、水淀粉各适量。

制用法 ❶将芦笋、竹笋洗净，切丝，备用。

❷在笋丝上加精盐少许腌片刻，绿豆芽择洗干净，与二笋同置热油锅中爆炒片刻，而后加精盐、味精、酱油调味，用水淀粉熘勾即成，每日1剂。

功效主治 清热利湿。适合脾胃湿热、大便溏薄、小便短黄、肢体重困等症患者食用。

芦笋玉米须二米粥

配　方 芦笋、薏米、粳米各50克，玉米须200克。

制用法 ❶将鲜芦笋洗净，切碎，盛入碗中，备用。

❷将玉米须洗净，切成小段，放入纱布袋中，扎紧口，与洗干净的薏米、粳米同放入沙锅，加水煮沸，改用小火煨煮30分钟，取出玉米须纱袋，滤尽药汁，调入切碎的芦笋，继续用小火煨煮至薏米熟烂如酥、粥黏稠即成。

功效主治 清热利湿，抗癌退黄。适用于肝胆湿热型肝癌。

芦笋粥

配　方 芦笋30克，粳米50克。

制用法 ❶先煎芦笋，去渣，洗净，备用。

❷将粳米洗净，放入锅中，加入洗净的芦笋煮为稀粥。空腹服用，每日2次。

功效主治 辛凉解表。适用于小儿疹出不畅，证见发热、烦躁、喘咳、呕吐等。

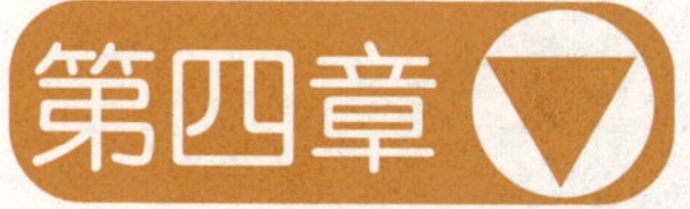

第四章 疏肝理气，强肝解毒

荔枝

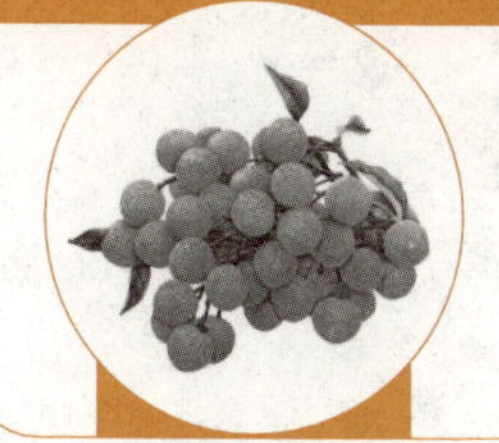

【别　　名】大荔、丹荔。

【性味归经】味甘、酸，性温；入肝、肾经。

【分布区域】主要产于中国西南部、南部和东南部广东、广西、福建、四川、台湾、云南等地，尤其是广东和福建南部栽培最盛。

营养价值

荔枝肉中含有葡萄糖、蔗糖、脂肪、胡萝卜素、维生素 B_1、维生素 B_2、维生素 C、叶酸、柠檬酸、苹果酸、钙、磷、铁、精氨酸、色氨酸等营养物质。其中，荔枝果肉中含有大量的葡萄糖、蔗糖，含糖量极高，具有补充能量、增加营养的作用。另外，现代研究发现，荔枝还具有健脑的效果，可以改善失眠、健忘、神疲等病症。

养生功效

健脑 荔枝中含有大量的糖分，能够起到补充能量、增加营养的功效。现代研究发现，多吃荔枝可以健脑益智，对人体有非常好的保健作用。

美容、消肿 荔枝中有丰富的营养元素，这些物质可以起到消肿解毒的作用。同时，荔枝中的维生素能够促进微细血管的血液循环，对雀斑等皮肤病有非常好的治疗效果，可以让皮肤变得更加细腻光滑。

食疗药膳

荔枝红枣羹

配　方　新鲜荔枝100克，红枣10颗，白糖适量。

制用法　❶将荔枝去皮、核，切块，另将红枣洗净，备用。

❷在锅内放入红枣，加清水烧开后，放入荔枝块、白糖，待糖溶化烧沸后，装入汤碗。

功效主治　此羹具有甘温养血、益人颜色、健脾养心、安神益智的功效。适用于气血不足、面色萎黄、失眠健忘等病症；妇女产后虚弱、贫血者亦可常食。

山药荔枝粥

配　方　鲜山药100克，桂圆肉15克，荔枝肉3~5个，五味子9克，白糖适量。

制用法　❶将山药去皮，洗净，切片。

❷将山药片与桂圆肉、荔枝肉、五味子同煮为粥，调入白糖溶化后即可食用。早、晚各服1次，可常服。

功效主治　补益心肾，固涩安胎。主治脾肾两虚之习惯性流产。

李子

【别　　名】三华李、李实、嘉庆子、嘉庆李。

【性味归经】味甘、酸，性平；入肝、胃经。

【分布区域】分布于辽宁、陕西、甘肃、四川、云南、贵州、湖南、湖北、江苏、浙江、江西、福建、广东、广西和台湾等省区。

营养价值

李子的营养成分包括了蛋白质、维生素A、维生素B_1、维生素B_2、维生

素C、维生素E、胡萝卜素等。另外，李子还含有钙、磷、钾、铁等矿物质以及多种氨基酸等。

养生功效

促进消化 李子具有促进消化的功能，多吃李子可以促进胃酸和胃消化酶的分泌，从而增加肠胃蠕动，达到消食健胃的功效。李子对于增加食欲有一定的效果，对胃酸缺乏、食后饱胀、大便秘结等病症都有很好的疗效。

美容养颜 李子的果实含有蛋白质和多种维生素，对人的皮肤有非常好的保养作用。多吃李子可以去粉刺，使面色光泽，尤其对汗斑、脸生黑斑等有特别好的祛斑效果。

清肝利水 生食李子能够起到增加肠道蠕动的作用，从而达到排出干燥大便的功效。李子具有清肝利水的作用，对于治疗肝硬化腹水有很好的效果。

食疗药膳

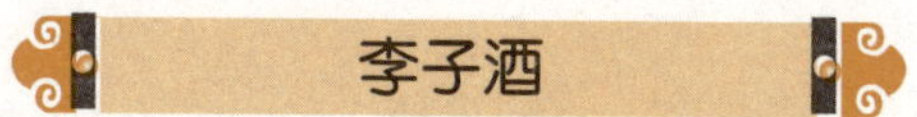

李子酒

配　方 李子、白糖各1200克，酒1500毫升。

制用法 ❶将李子洗净，风干，备用。

❷将李子浸泡于容器中，加白糖、酒，密封后，储存2个月即可启封食用。浸泡完成后可滤去残渣，更换容器密封保存，以免其发酵酸腐。一次饮用1杯。

功效主治 能够消除疲劳，解暑，止咳。饭前饮用能增进食欲，饭后饮用可帮助消化。

李子茶

配　方 鲜李子150克，绿茶2克，蜂蜜25克。

制用法 ❶将李子剖开，去核，加水煮沸3分钟。

❷在锅中再加茶叶、蜂蜜，沸后即可。每日1剂，分早、中、晚3次服用。

功效主治 清热利湿，柔肝散结。适合肝胆湿热型肝硬化患者饮用。

芹菜

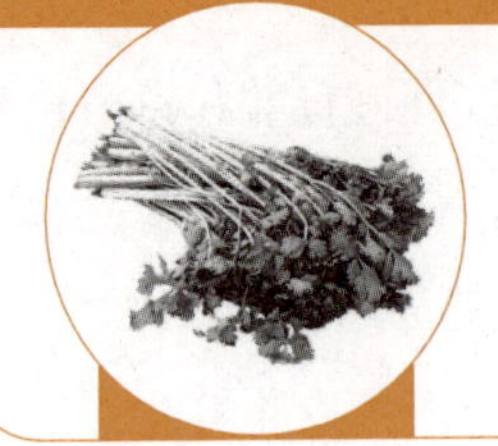

【别　　名】香芹、药芹、水芹、旱芹。

【性味归经】味甘、辛，无毒，性凉；入肺、胃、肝经。

【分布区域】在我国各地广泛分布，而河北遵化、山东潍县和桓台、河南商丘、内蒙古集宁等地都是芹菜的著名产地。

营养价值

芹菜的茎叶中含有芹菜苷、佛手柑内酯、有机酸、胡萝卜素、维生素 C、糖类以及挥发油，挥发油中又含有丁基苯酞衍生物。同时，在芹菜中还含有酸性的降压物质，能够起到明显的降压作用。

养生功效

防癌抗癌 芹菜能够通过肠内消化的作用产生一种木质素或者是叫肠内脂的物质，这种物质可以作为抗氧化剂，高浓度时能够有效抑制肠内细菌产生致癌物质，具有防癌抗癌的作用。

养血补虚 芹菜的含铁量丰富，可以补充妇女经血损失，对于皮肤苍白、干燥、面色无华等症状具有良好的治疗效果，同时还能够使人目光有神，头发黑亮。

食疗药膳

芹菜拌核桃

配　方 芹菜 250 克，核桃仁 50 克，精盐、香油各适量。

制用法 ❶将芹菜洗净，切丝；核桃仁洗净，备用。

❷将洗净的芹菜丝放入开水锅内汆后捞出放入盘中，放上洗净的核桃仁

及适量精盐、香油，拌匀即成。

功效主治 此菜具有润肺、清热、定喘的作用。

芹菜红枣车前汤

配　方 鲜芹菜150克，红枣12颗，车前草30克，白糖适量。

制用法 ①将前3味食材洗净，备用。

②在锅中加入清水，放入以上三味食材，煎取汁，调入白糖饮服。每日1剂，连服5~7日。

功效主治 清热利湿，益气平肝。适合急性黄疸型肝炎患者饮用。

芹菜茼蒿汁

配　方 芹菜、茼蒿各250克，蜂蜜适量。

制用法 ①将前2味食材洗净，备用。

②混合以上食材，放入搅拌机绞取汁液，加蜂蜜调味。分2~3次饮。

功效主治 清火化痰。主治痰火郁结型耳鸣，两耳蝉鸣不息或“呼呼”作响，有时闭塞憋气、听音不清、头昏沉重、胸闷脘满、咳嗽痰多。

丝瓜

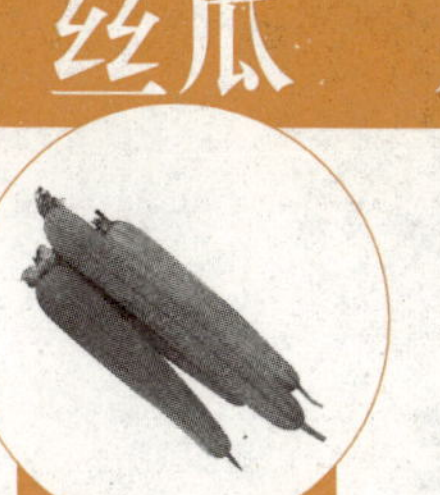

【别　　名】天罗、绵瓜、布瓜、天络瓜。

【性味归经】味甘，性凉；入肺、肝经。

【分布区域】原产于印度，在东亚地区被广泛种植。

营养价值

丝瓜具有丰富的维生素C，对于预防维生素C缺乏症有非常好的效果。丝瓜中的B族维生素含量丰富，能够提升小儿大脑的发育，且有利于中老年人大脑的健康。丝瓜的藤茎汁液可以起到保持皮肤弹性的功能，具有美容的效果。

养生功效

活血通络 丝瓜具有止咳化痰、凉血解毒的作用。如果外用丝瓜，还能够起到止血消炎的效果。女性多吃丝瓜对调理月经也有非常好的效果。

润肤美白 丝瓜是保护皮肤的食物，其能够消除斑块，防止皮肤的老化，是美白的食物之一。丝瓜藤和茎的液汁能够有效保持皮肤的弹性，起到美容去皱的作用。

解毒消肿 丝瓜藤味苦性凉，具有通经活络、祛咳止痰的功效。而丝瓜络味甘性平，能够起到清热解毒、利尿消肿的效果，是日常解毒消炎的佳品。

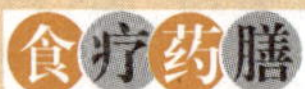

食疗药膳

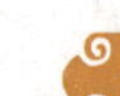

番茄丝瓜汤

配　方 丝瓜1根，番茄2个，熟猪油、鲜汤、胡椒粉、精盐、味精、葱花各适量。

制用法 ①将番茄洗净，切片；丝瓜去皮洗净，切片。

②在锅中放入熟猪油烧至六成热，加入鲜汤适量烧开；放入丝瓜片、番茄片，待熟时，加胡椒粉、精盐、味精、葱花调匀起锅。

功效主治 此汤味美鲜香，具有清解热毒、消除烦热的功效。暑热烦闷、口渴咽干者服之有效。

虾皮猪肝丝瓜汤

配　方 虾皮、猪肝片各50克，丝瓜片100克，姜片、味精、香油、精盐各适量。

制用法 ①将以上食材洗净，备用。

②在锅内加水400毫升，烧开后，放入虾皮、猪肝片、丝瓜片及姜片，

同煮熟，下精盐、味精，淋香油。分1~2次服用。

功效主治 适用于小儿佝偻病。

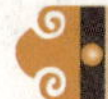

蟹肉丝瓜粥

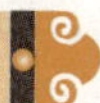

配　方 蟹肉120克，丝瓜、大米各100克。

制用法 ❶将丝瓜洗净，切片；大米淘洗干净，备用。

❷锅内加水适量，放入大米煮粥，五成熟时加入蟹肉、丝瓜片，再煮至粥熟即成。每日1~2次，连服15~20天。

功效主治 蟹肉有清热散血、滋阴益气、养筋健骨等功效；丝瓜有清热利肠、凉血解毒、通经活络、生津止渴等功效。适合糖尿病患者食用。

油菜

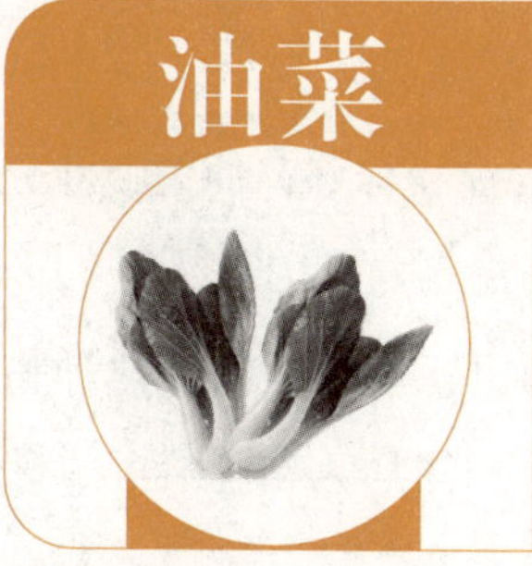

【别　　名】芸薹、寒菜、胡菜、苦菜、薹芥、青菜。

【性味归经】味甘，性温；入肝、脾、肺经。

【分布区域】在我国栽培范围较广，以长江流域以及长江以南各地为最多。

营养价值

油菜中含有人体所需的β-胡萝卜素，这种物质可以强健皮肤与黏膜，让人体保持良好的免疫功能，从而抑制黏膜病变引起的癌症。另外，油菜中的β-胡萝卜素与维生素E结合，可以全面提升抵抗癌症的效果。

养生功效

降低血脂 油菜是一种低脂肪的蔬菜，同时还含有膳食纤维，可以同胆酸盐、胆固醇及甘油三酯进行结合，最终从粪便排出，这样能够有效减少脂类在人体中的含量，从而达到降低血脂的作用。油菜还具有活血化瘀的作用，可以治疗疖肿、丹毒等疾病。

宽肠通便 油菜含有丰富的膳食纤维，可以有效促进肠道的蠕动，促进人体粪便的排出，从而达到治疗便秘的效果。同时，对于预防肠道肿瘤也有非常好的效果。

解毒消肿 油菜含有一种植物激素，可以快速增加酶的形成，这种物质能够对人体内的致癌物质起到吸附排斥的作用，因此，可以起到防癌的作用。另外，油菜还能增强肝脏的排毒作用，对于一些皮肤疮疖有良好的治疗效果。

食疗药膳

油菜炒虾仁

配　方 对虾肉50克，油菜250克，姜、葱、酱油、黄酒、淀粉、精盐各适量。

制用法 ❶将虾肉洗净，切片，用酱油、黄酒、淀粉拌好；油菜梗叶分开，洗净后切成3厘米长的段。

❷在锅中加入食用油，烧热后放虾片煸炒几下即出，再把油锅加热加精盐，先煸炒油菜梗，再煸油菜叶；至半熟时倒入虾片，并加入精盐、姜、葱等，用大火快炒几下即可起锅装盘。

功效主治 此菜营养丰富，具有强壮身体的作用，可提高人体抗病能力，老年体弱者可常食。

凉拌油菜心

配　方 嫩油菜300克，金银花15克，薄荷10克，酱油、精盐、味精各适量。

制用法 ❶将嫩油菜洗净，去帮留心，放入开水中焯一下，拌入酱油、精盐、味精调味。

❷将金银花、薄荷放入锅中，水煎，去渣浓煎，取汁15~20毫升，浇于

油菜心上即可。

功效主治 疏风清热。适用于风热袭肺型荨麻疹。

油菜蘑菇汤

配　方 油菜500克，鲜蘑菇100克，鸡油、黄油、鲜汤、糖、精盐、味精、水淀粉各适量。

制用法 ❶将油菜去老叶，洗净，切成段。

❷将油锅烧热，放入鸡油少许，待油烧至五成热时，将油菜段倒入煸炒，再加黄油、鲜汤，至八成热时，放精盐、糖、味精、蘑菇；再烧1分钟后，用水淀粉勾芡，浇上鸡油，装盘即成。

功效主治 此菜具有宽肠通便、解毒消肿的作用。适用于习惯性便秘、痔疮大便干结等病症，亦可作为感染性疾病患者的食疗菜品。

香菇

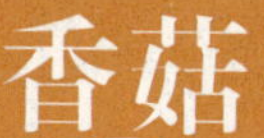

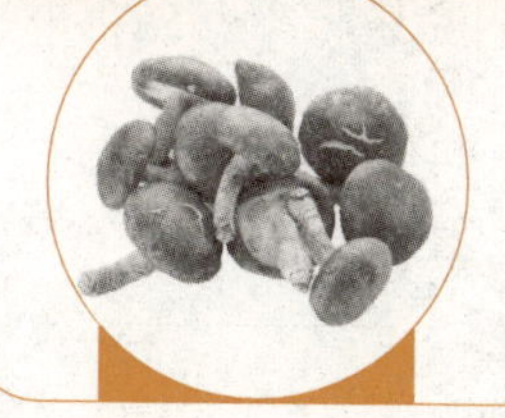

【别　　名】香菌、香信、椎茸。

【性味归经】味甘，性平；入脾、胃经。

【分布区域】分布于山东、河南、浙江、福建、台湾、广东、广西、安徽、湖南、湖北、江西、四川、贵州、云南、陕西、甘肃等省区。

营养价值

香菇含有丰富的维生素D原，然而，维生素C含量很少，同时，维生素A及A原也极度缺乏。不过，在香菇蛋白质里含有18种氨基酸，人体所需要的8种必需氨基酸里，香菇就占了7种，而且还属L型氨基酸，具有活性高的特点，易于被人体消化吸收，吸收率可以达到80%。

养生功效

延缓衰老 香菇的水提取物能够对过氧化氢起到清除的作用，因此，能够达到延缓衰老的效果，对于中老年人来说，多吃香菇能够起到延年益寿的作用。

提高机体免疫功能 香菇含有大量的糖分，能够促进T淋巴细胞的产生，对人体免疫功能有良好的提升效果。

防癌抗癌 香菇中含有的香菇嘌呤化合物能够起到降低胆固醇的作用。另外，香菇的抗氧化剂含量也极高。香菇同松茸蘑菇和灰树花相比，其降低血压和抵御癌症的功效要强很多。

食疗药膳

香菇冬瓜汤

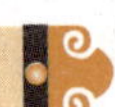

配　方 干香菇15克，冬瓜500克，精盐、葱白、黄酒、味精、香油各适量。

制用法 ①将香菇置于温水中浸泡，洗净并切块；冬瓜洗净切块。

②将以上材料一起放入锅内加水，煮沸后加精盐、葱白、黄酒、味精调味，装盘淋香油即成。

功效主治 补脾益胃，益肝利水，降脂防癌。适合年老体弱、久病气虚、高血压、冠心病、动脉硬化、糖尿病患者食用。

紫菜芦笋香菇汤

配　方 紫菜20克，芦笋100克，香菇50克，精盐、味精、香油各适量。

制用法 ①将紫菜放入温水中泡发、洗净；芦笋、香菇分别洗净切片。

②将以上食材放入400毫升烧开的水中，煮至熟透，放精盐、味精，淋入香油，调匀。分1～2次趁热吃菜喝汤。

功效主治 适用于治疗高脂血症、高血压，可预防老年人动脉硬化。

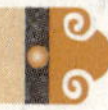

人参香菇汤

配　方 人参、水发香菇各15克，山药、黄芪各20克，麻雀2只，母鸡1只，葱段、姜片、精盐、黄酒各适量。

制用法 ❶将人参放入开水中泡开。将鸡、麻雀去毛及内脏，洗净。

❷将母鸡、麻雀同入锅内，加泡过人参的水，大火煮至七成熟时，加人参、山药、黄芪、香菇、葱段、姜片、精盐、黄酒，改小火煨至肉烂。饮汤吃肉，嚼食人参。

功效主治 适合脾肾气虚之精子活动力差者食用。

花椰菜

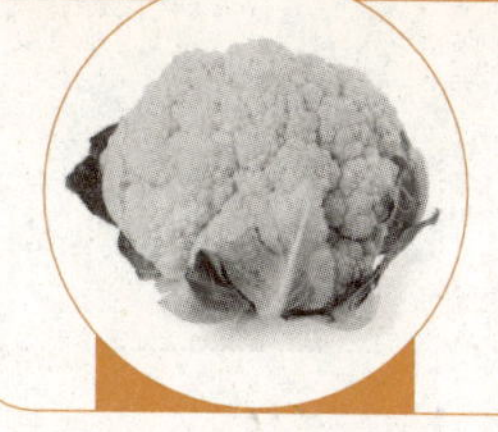

【别　　名】花菜、菜花、番芥蓝。

【性味归经】味甘，性平；归肾、脾、胃经。

【分布区域】原产地为地中海东部海岸，约在19世纪初，清光绪年间引进中国。初期只在上海、天津等地栽植，专供西菜馆的需要，被认为是一种很有营养价值的蔬菜。其后，由于栽培成功，逐渐推广到各地，成为寻常的食用蔬菜。

营养价值

花椰菜的营养比一般蔬菜丰富。它含有蛋白质、脂肪、糖类、膳食纤维、维生素A、B族维生素、维生素C、维生素E、维生素P、维生素U和钙、磷、铁等矿物质。花椰菜质地细嫩，味甘而鲜美，食后极易消化吸收。

养生功效

疏通血管 花椰菜是含有类黄酮最多的食物之一，是很好的血管清理剂，能够阻止胆固醇氧化，防止血小板凝结成块，减少心脏病与脑卒中的危险。它还能使血管壁加强，对肥胖、视力衰弱及水肿有疗效。

强肝解毒 常吃花椰菜可增强肝脏解毒能力，预防感冒和维生素 C 缺乏病的发生，长期食用还可减少乳腺癌、直肠癌及胃癌等癌症的发病概率。

美白 花椰菜中含有二硫酚硫酮，可以降低形成黑色素的酶及阻止皮肤色素斑的形成，经常食用可滑润开胃，对肌肤有很好的美白效果。

食疗药膳

银雪花椰菜

配　方 花椰菜 200 克，水发银耳 50 克，枸杞子 10 克，精盐 3 克，味精、白糖、水淀粉、食用油、清汤各少许。

制用法 ❶花椰菜切成小朵洗净，入沸水中，加精盐、味精焯熟捞出；银耳切成小朵；枸杞子泡开。

❷油锅烧热，下银耳略炒，加精盐、味精、白糖、清汤烧至入味。投入花椰菜、枸杞子，用水淀粉勾芡出锅即可。

功效主治 滋阴润肺，益胃生津。

花椰菜粳米粥

配　方 花椰菜 50 克，粳米 100 克，红糖适量。

制用法 ❶花椰菜洗净，切小块；粳米洗净。

❷将花椰菜、粳米放入锅中，加适量清水大火煮沸，转至小火熬煮，待粥稠时，加入红糖即可。

功效主治 花椰菜含有胡萝卜素、多种维生素及钙、磷、铁等矿物质，对增强肝脏解毒能力、促进生长发育、润泽肌肤有一定作用。常食花椰菜粳米粥可活血美容、润肠通便。

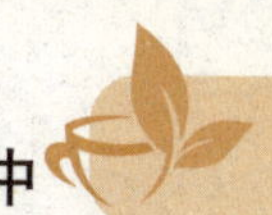

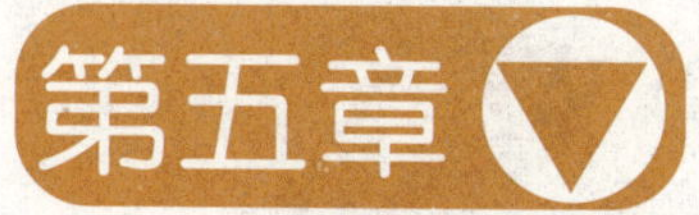

第五章 健脾消积，下气宽中

芋头

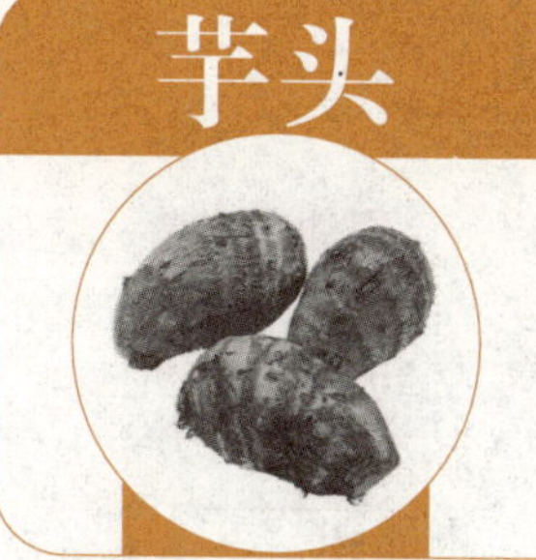

【别　　名】芋艿、香芋、毛芋、土芋、山芋。

【性味归经】味辛，性平，有小毒；入胃、大肠经。

【分布区域】原产于印度，中国以珠江流域及台湾省种植最多，长江流域次之，其他省市也有种植。

营养价值

芋头含有大量的蛋白质、钙、磷、铁、钾、镁、钠、胡萝卜素、烟酸、维生素 C、B 族维生素、皂角苷等多种成分，其所含的矿物质中又以氟的含量为高，能够起到洁齿防龋、保护牙齿的效果。另外，芋头还含有黏液蛋白，经过人体的吸收会产生免疫球蛋白，能够有效提升机体的抵抗力。

养生功效

解毒防癌 芋头中有黏液蛋白，这种物质在人体中被吸收后可以产生免疫球蛋白，从而提升人体的抵抗力。因此，芋头能够起到解毒的效果，对癌毒有抑制、消解的作用。

美容乌发 芋头是一种碱性食品，可以中和体内积存的酸性物质，让人体达到酸碱平衡，从而起到美容养颜、乌黑头发的作用。

食疗药膳

芋头海带粥

配　方 芋头50克，海带、大米各100克，精盐、味精各适量。

制用法 ❶将海带洗净，切细；芋头择净，切块；大米淘净，备用。

❷将以上食材放入锅内，加清水适量煮粥，待熟时调入精盐、味精调味，再煮沸服食。每日1剂，7天为1疗程，连续服食3～5个疗程。

功效主治 可健脾消积。适合青春期甲状腺肿大患者食用。

芝麻芋头面

配　方 生的水芋头300克，炒芝麻30克，葱2根，食用油、味精、精盐各适量。

制用法 ❶将芋头去皮洗净，刨成芋丝；葱洗净，切成段，备用。

❷将芋丝放碟上，加食用油拌匀，隔水蒸熟取出，再加味精、精盐、葱段拌匀，撒入炒芝麻即成。

功效主治 补气血，通经络。主治类风湿性关节炎属气血亏虚型，症见痹症日久，神疲乏力，关节疼痛肿大，屈伸不利。

金橘

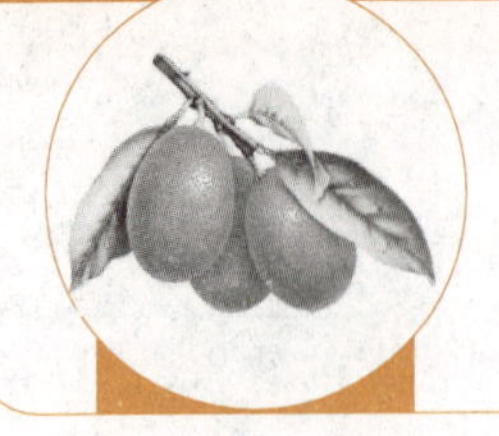

【别　　名】卢橘、山橘、给客橙、金蛋、罗浮。

【性味归经】味辛、甘、酸，性温；入肝、肺、脾、胃经。

【分布区域】原产于中国，分布于秦岭、长江以南地区。

营养价值

金橘含有丰富的维生素C、金橘苷等成分，对维护心血管的作用非常大，

可以起到防止血管硬化、高血压等疾病的效果。金橘还含有特殊的挥发油、金橘苷等物质，能够发出让人愉悦的香气。

养生功效

开胃生津 金橘可以作为食疗保健的食品，用其制成的蜜饯能够起到开胃的作用。金橘汁能够起到生津止渴的效果，如果加萝卜汁、梨汁饮服，则对于咳嗽有很好的疗效。

美容护肤 金橘含有多种维生素，对于防止色素沉淀、增进皮肤光泽与弹性有很大的帮助，是延缓衰老、避免肌肤松弛生皱的良好食品。

预防慢性病 金橘能够维护心血管功能，这是因为其含有丰富的维生素C、金桔苷等成分，对于防止血管硬化、高血压有良好的效果。

食疗药膳

金橘蜜酒

配　方 金橘800克，蜂蜜20毫升，酒1800毫升。

制用法 ❶将金橘洗净，去皮分瓣。

❷将金橘瓣与蜂蜜同浸入酒中，2个月后过滤，取橘压汁与酒混匀即成。每次饮20毫升。

功效主治 此酒具有行气和胃止痛的作用，可用于治疗胃肠功能紊乱。

金橘猪肚汤

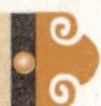

配　方 金橘根30克，猪肚150克，精盐适量。

制用法 ❶将猪肚洗净，切块，备用。

❷将猪肚块与金橘根一同放入锅内，加水约4碗，煮至一碗半，加精盐调味，饮汤食肉。每日1次。

功效主治 补益脾胃。主治消化道溃疡属脾胃虚寒型，证见胃痛隐隐，空腹痛甚，得温则舒，泛吐清水，神疲乏力者。

番石榴

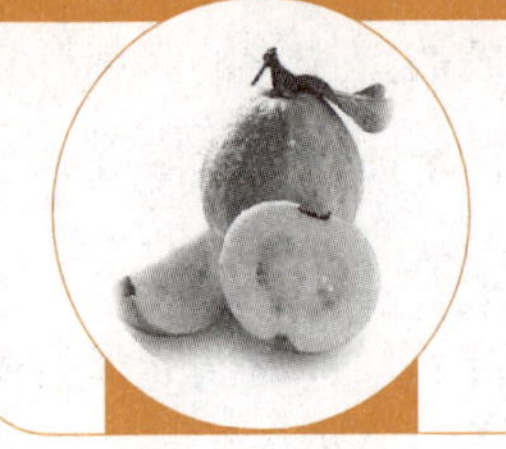

【别　　名】那拔、拔仔、芭乐。

【性味归经】果实：味甘、涩，性平；入脾、胃、大肠经。叶：味甘、涩，性平。干果：味涩，性平。

【分布区域】原产于美洲热带，现台湾、广东、广西、福建、江西等省区均有栽培。

营养价值

番石榴含有多种氨基酸和维生素，营养价值极高，包括维生素A、B族维生素、维生素C以及钙、磷、铁、钾等矿物质。同时，番石榴还含有膳食纤维、脂肪等物质。另外，在番石榴中，果糖、蔗糖、氨基酸等物质也非常丰富。番石榴甘甜多汁，果肉柔滑，经常吃能够补充人体所需的营养物质，达到强身健体的效果。

养生功效

健脾消积 番石榴中含有大量的膳食纤维，这些物质对患便秘的人有很大的帮助。另外，番石榴中大量的膳食纤维对于人体消食健脾有非常好的作用，能够起到很好的效果。

抗癌 番石榴能够起到抗拒癌症、治疗心脏病的作用，这是因为番石榴能够消除人体内的自由基，因此，对于癌症的防治非常有效。

食疗药膳

番石榴酒

配　方 番石榴600克，冰糖250克，烧酒600毫升。

制用法 ❶将番石榴洗净，晾干，切去头尾，去子，切片。

❷以一层番石榴片、一层冰糖的方式将番石榴和冰糖放入玻璃瓶中；倒入烧酒，封紧瓶口，放置于阴凉处，静置浸泡三个月后，即可开封滤渣装瓶饮用。

功效主治 番石榴具有消炎、止泻、解热、助消化的作用，能改善头痛、健脾胃。此酒亦是改善筋骨酸痛的养生酒。

番石榴桂圆肉

配　方 番石榴8个，桂圆肉30克，食用油适量。

制用法 ❶将番石榴洗净，去子，切小块。

❷将锅置大火上，放入食用油适量，烧至八成熟，下入番石榴块和桂圆肉，翻炒几下即成。

功效主治 此菜补血健脾、收敛消炎，适用于治疗脾虚崩漏、泄泻、出血、便血、肠炎、胃病、消化不良、痢疾等。

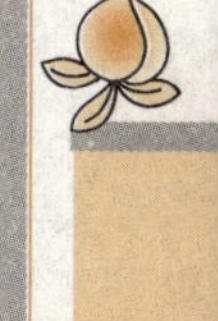

南瓜

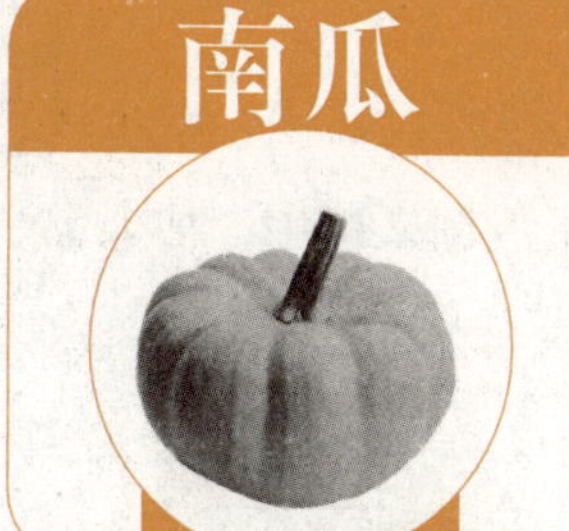

【别　　名】倭瓜、番瓜、麦瓜、饭瓜。

【性味归经】味甘，性温；入胃、大肠经。

【分布区域】原产墨西哥到中美洲一带，现世界各地普遍栽培。

营养价值

南瓜含有丰富的营养物质，如维生素和果胶。其中果胶的吸附性极好，可以有效粘结和消除体内的细菌毒素，比如重金属中的铅、汞和放射性元素等。另外，南瓜所含的果胶还能够起到保护胃肠道黏膜免受粗糙食品的刺激的作用，适合胃病患者食用。

养生功效

防癌治癌 南瓜具有预防食管癌和胃癌的作用，同时对防止结肠癌也有良好的效果。另外，南瓜还能帮助肝、肾功能恢复，对于增强肝、肾细胞的再生能力有非常好的疗效。

预防前列腺疾病 南瓜的种子具有脂类物质，这些物质对泌尿系统疾病，包括前列腺增生有着良好的治疗效果。南瓜是预防前列腺疾病的良好食品。

降血糖降血压 南瓜含有维生素和果胶，能够调节人体胰岛素的平衡，从而维持正常的血压和血糖，对于糖尿病、高血压都有很好的食疗效果。

食疗药膳

紫菜南瓜汤

配　方 老南瓜100克，紫菜10克，虾皮20克，鸡蛋1个，酱油、猪油、黄酒、醋、味精、香油各适量。

制用法 ❶将紫菜放入水中泡，洗净；鸡蛋打入碗内，搅匀，备用。

❷将虾皮用黄酒浸泡，南瓜去皮、瓤，洗净切块。

❸将油锅烧热后，放入酱油炝锅，加适量的清水后投入虾皮、南瓜块，煮约30分钟，再把紫菜投入，10分钟后，将搅好的蛋液倒入锅中，加入醋、味精、香油调匀即成。

功效主治 此汤具有护肝补肾强体之功效，适合肝肾功能不全患者食用。

赤豆煮南瓜

配　方 赤豆30克，南瓜300克，浓缩橙汁10毫升，蜂蜜适量。

制用法 ❶将赤豆去杂，清水浸泡4小时，南瓜去皮、子，洗净，切条。

❷将赤豆放入锅中，加适量清水，煮至熟烂，放入南瓜条，煮熟，倒入浓缩橙汁、蜂蜜，拌匀即可食用。

功效主治 利水、减肥。适合高血压型肥胖者食用。

南瓜红枣粥

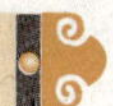

配 方 南瓜300克，红枣15颗，大米150克，蜂蜜60克。

制用法 ❶将南瓜洗净，切块；红枣洗净；大米淘洗干净，备用。

❷在锅内加水，放入红枣、大米煮粥，五成熟时，加入南瓜块，再煮至粥熟，调入蜂蜜即成。

功效主治 南瓜有消炎止痛、补中益气、解毒杀虫等功效。适合慢性支气管炎之咳嗽痰喘者食用。

胡萝卜

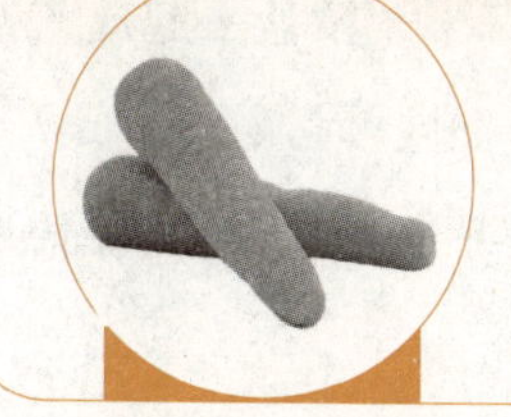

【别　　名】红菜头、红萝卜。

【性味归经】味甘，性平，无毒；入脾、胃、肺经。

【分布区域】原产于亚洲的西南部，后来引入中国，以山东、河南、浙江、云南等省种植最多。

营养价值

胡萝卜含有大量的胡萝卜素。胡萝卜素对于人体非常有用，它在体内转变成维生素A，可以预防上皮细胞的癌变。另外，胡萝卜中的木质素含量也非常高。胡萝卜还是一种抗氧化剂，能够有效抑制氧化，保持机体的正常运行，从而达到防癌的作用。同时，胡萝卜素还具有造血的功能，可改善机体贫血状态。

养生功效

明目 胡萝卜含有丰富的胡萝卜素，这些物质进入机体后，能够在肝脏、小肠黏膜内经过酶的作用变成维生素A，从而达到补肝明目的效果。另外，胡萝卜对于夜盲症也有很好的疗效。

降糖降脂 胡萝卜具有降低血脂的作用，其丰富的营养物质能够促进肾上腺素的合成，达到降压、强心的作用，对于高血压、冠心病有非常好的治疗效果。

食疗药膳

胡萝卜炖羊肉

配　方 胡萝卜300克，羊肉500克，黄酒、葱、姜、蒜末、香油、精盐各适量。

制用法 ❶将胡萝卜、羊肉洗净沥干，并切块，备用。

❷将羊肉放入开水中汆烫，捞起沥干。将油锅烧热，羊肉放入后用大火快炒至颜色转白，再将胡萝卜、水及黄酒、葱、姜、蒜末、精盐一起放入锅内用大火煮开，然后改小火煮约1小时后熄火，加入香油即可起锅。

功效主治 可滋补养身，经常食用对改善妇女手脚冰冷的症状特别有效。

胡萝卜羊肉姜汤

配　方 胡萝卜650克，羊肉100克，川椒、桂皮、小茴香、附片各6克，葱、姜、辣椒、黄酒、精盐、味精各适量。

制用法 ❶将胡萝卜洗净，切块；羊肉洗净，切块，备用。

❷将胡萝卜块、羊肉块、川椒、桂皮、小茴香、附片同入锅中，加清水适量，煮沸后调入葱、姜、辣椒等，小火炖至羊肉烂熟后，加精盐、味精、黄酒等调味，再煮沸即可。饮汤食肉及胡萝卜，分6次食完，2日1剂。

功效主治 可温阳散寒，活血通络。适合长冻疮者食用。

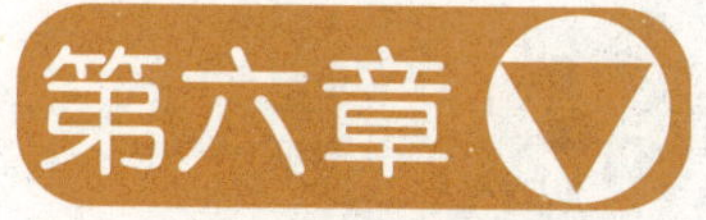

第六章 养心安神，清热降火

西瓜

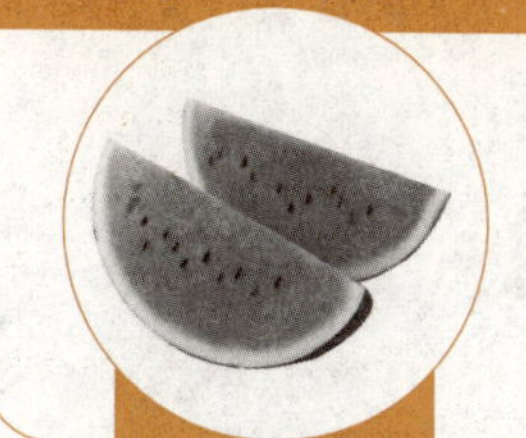

【别　　名】寒瓜、夏瓜、水瓜。

【性味归经】味甘，性寒；入心、胃、膀胱经。

【分布区域】分布于世界热带到温带地区，中国各地均有栽培。

营养价值

西瓜含有极高的水分，其热量较低，因此，在夏天能够起到解渴的作用。西瓜除了不含脂肪、胆固醇以外，人体需要的其他大部分物质都有，如葡萄糖、果糖、蔗糖、膳食纤维，以及钙、磷、谷氨酸、瓜氨酸等，特别是维生素 A 的含量极高。

养生功效

降热解暑 西瓜的水分较多，因此对于清热解暑、泻火除烦、降血压都有非常好的效果。同时，对于贫血、咽喉干燥、唇裂也有很好的疗效。

抗衰老 西瓜汁以及鲜嫩的瓜皮都含有丰富的营养物质，能够增加皮肤的弹性，让肌肤更加健康，从而起到抗衰老的作用。

防晒 夏天天气炎热，日光强烈，西瓜的含水量极高，因此，多吃西瓜能够保证人体的水分充足，起到防晒的效果。

食疗药膳

西瓜密瓜羹

配　方　无子西瓜瓤200克，哈密瓜瓤150克，白糖、糖桂花、水淀粉各适量。

制用法　①将无子西瓜瓤、哈密瓜瓤切丁，备用。

②在锅中放入西瓜丁、哈密瓜丁、清水、白糖，大火烧沸后，用水淀粉勾芡，加入少量糖桂花，起锅倒入碗中即成。

功效主治　清热祛暑，生津止渴，利尿消肿，是热性体质者的夏季常用保健食品。

冰糖西瓜汁

配　方　新鲜西瓜1个，约3千克，冰糖50克。

制用法　①用小尖刀在西瓜上开一小口，取出瓜瓤，并放回西瓜内。

②将冰糖放入西瓜内，以瓜皮封口，隔水蒸90分钟，待凉后，吃瓜饮汁，日服1个，连服7天。

功效主治　清热润肺。可用以治疗咳嗽少痰、痰黏稠不爽等。

西瓜炖鸡肉

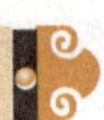

配　方　西瓜1个，鸡肉适量。

制用法　①将鸡肉切丁，备用。

②在西瓜顶端开一个盖，将西瓜瓤取出，把鸡肉丁放入西瓜内，置于瓷盘上，隔水炖熟后即可食用。每日1次，常食有效。

功效主治　适合暑湿、中暑患者食用。

桂圆

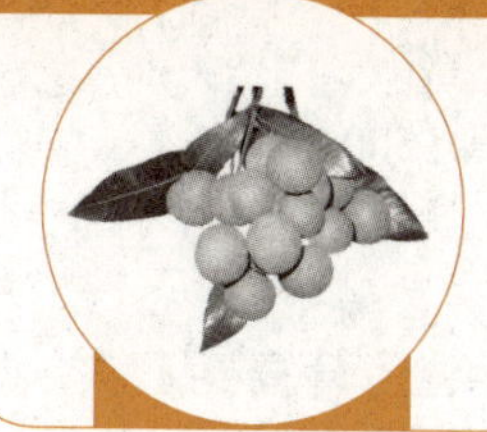

【别　　名】龙眼、亚荔枝。

【性味归经】味甘，性温；入心、脾经。

【分布区域】主要分布于广西、广东、福建和台湾等省区。

营养价值

桂圆营养丰富，具有滋养的功效。其果实可制成罐头、酒、膏、酱等，其叶、花、根、核也是非常好的药材。桂圆花是非常有用的蜜源，其所提取的桂圆蜜是蜂蜜中质量较高者。

养生功效

提神醒脑 桂圆含有丰富的糖分，同时具有易被人体直接吸收的葡萄糖，对于体弱贫血、年老体衰有非常好的治疗效果，经常吃桂圆能够收到补益安神的效果，改善失眠、健忘、惊悸等症状，具有提神醒脑的作用。

补益心脾 桂圆肉性温，对于心脾两虚以及气血两虚患者有很好的疗效，对于久病体虚的患者，也能起到一定的补益作用，可用于治疗倦怠乏力、心悸气短等。

食疗药膳

桂圆粥

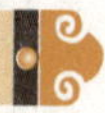

配　方 桂圆肉15克，红枣5颗，粳米100克，白糖适量。

制用法 ❶将粳米淘洗干净，备用。

❷将桂圆肉、红枣、粳米一起放入沙锅，加水1000毫升煮成粥，吃时加

入白糖，调匀即可。早、晚2次热服。

功效主治 适用于年老体虚、心血不足、神衰健忘、心悸失眠、夜寐不安、自汗盗汗。

桂圆酒

配　方 桂圆肉、何首乌、鸡血藤各125克，白酒1500毫升。

制用法 ①将何首乌、鸡血藤洗净，切块，备用。

②将桂圆肉与以上食材一同浸入白酒内，密封贮存，每日摇晃1次，15日后即成。每次服15～20毫升，每日2次。

功效主治 补血益精，养心宁神。适用于贫血、神经衰弱、健忘失眠等。

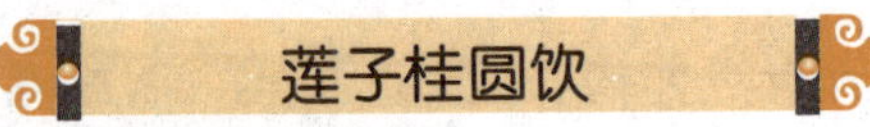

莲子桂圆饮

配　方 莲子、桂圆肉各30克。

制用法 ①将莲子、桂圆肉分别洗净，备用。

②将以上材料放入锅中，加清水适量，大火煮开3分钟，改小火煨炖30分钟，分次食用。

功效主治 益肾宁神。主治阳痿属惊恐伤肾型，伴失眠易惊、心悸者。

枣

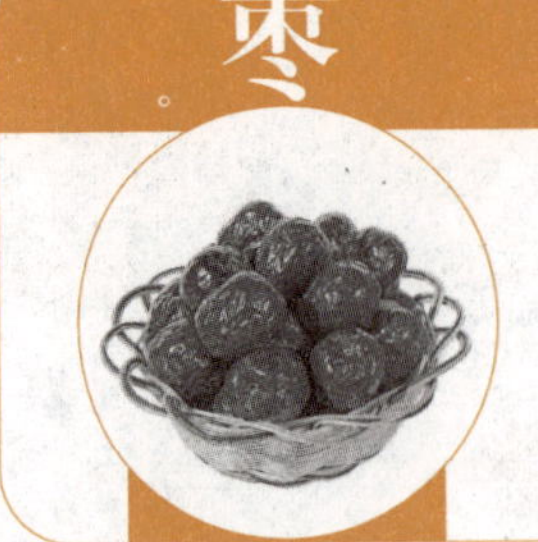

【别　　名】红枣、美枣、良枣、干枣。

【性味归经】味甘，性温；入脾、胃、心经。

【分布区域】原产于中国，在中国南北各地都有分布。

营养价值

枣的果肉肥厚，含有丰富的蛋白质、脂肪、糖类、维生素、矿物质等营

养成分，是日常生活中益气、养血、安神的保健食物，同时，对于高血压、心血管疾病、失眠、贫血等病症都有着非常好的效果。经常食用鲜枣还能够避免患胆结石，这是因为枣中含丰富的维生素 C，能够使体内的胆固醇减少，从而防止结石的形成。

养生功效

防治心脑血管病 红枣能降低血液中胆固醇、甘油三酯的含量。红枣含大量维生素 P，能维护人体毛细血管，防治脑溢血和毛细血管的出血。红枣中还含有丰富的环磷酸腺苷，具有扩张血管、增强心肌收缩力、改善心肌营养的功能。因此，常吃枣可使全身气血调和，对防治心脑血管疾病大有好处。

补血益气 枣中含有丰富的钙和铁，对于防治骨质疏松、贫血有良好的效果。中老年人多吃枣能够保证身体的强健，而青少年和女性多吃枣可以避免贫血的发生。

食疗药膳

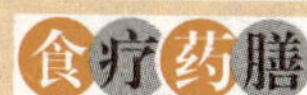

红枣粥

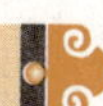

配　方 红枣 5 个，大米 100 克，白糖或冰糖适量。

制用法 ❶将红枣洗净，去核，备用。

❷将大米淘洗干净，与红枣同放入锅中，加清水适量煮粥，待熟时调入白糖或冰糖，再煮沸即成。每日 1 剂。

功效主治 补中益气，养血安神。适用于脾胃虚弱、倦怠乏力、血虚萎黄、神志不安、精神恍惚、无故悲伤等。

红枣花生汤

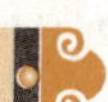

配　方 红枣、花生仁、冰糖各 30 克。

制用法 ❶将花生放入沙锅中，加水，小火炖煮 20 分钟。

❷将红枣洗净，去核，放入沙锅中同煮，再炖煮 20 分钟，加入冰糖再煮

5分钟即成。每晚睡前服用。

功效主治 舒脾益气、祛湿解毒。适用于急慢性肝炎、肝硬化。

黑豆红枣煎

配　方 黑豆50克，红枣5颗，生姜3片。

制用法 ❶将以上食材分别洗净，备用。

❷将所有食材同煎至熟烂，食豆、红枣，饮汤。每日1剂，月经前3天开始服。

功效主治 补血调经。主治月经不调，月经延后，量多，色淡，头昏面白等。

香瓜

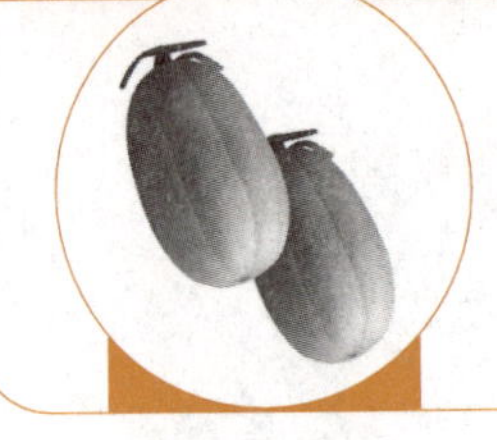

【别　　名】甜瓜、甘瓜、果瓜。

【性味归经】味甘，性寒；入胃、肺、大肠经。

【分布区域】原产于非洲沙漠地区，现在我国各地普遍栽培。

营养价值

香瓜的营养价值极高，其中水分、蛋白质的含量特别高，而其他成分也非常丰富，如芳香物质、矿物质、糖分和维生素C的含量均高于西瓜。多食香瓜能够有效治疗人体心脏和肝脏的病变，提高机体内分泌和造血功能。

养生功效

美容养颜 香瓜中含有丰富的维生素C，多吃香瓜具有补充维生素C的作用，从而达到美容养颜的效果。

清凉解暑 香瓜中含有丰富的蛋白质和水分，这些物质可以补充人体所需的营养，对于夏天清凉解暑也有非常好的效果。

食疗药膳

贝母炖香瓜

配　方 贝母粉 5 克，香瓜 1 个，银耳 20 克，红枣 8 颗，冰糖 20 克。

制用法 ❶将香瓜从上开盖，除去瓜瓤；银耳浸透，撕片；红枣洗净，去核；冰糖打碎成屑，备用。

❷将贝母粉、银耳、红枣、冰糖一起放入香瓜内，加入清水适量，置大火蒸笼内蒸 2 小时即成。

功效主治 滋补气血、润肺止咳。适合气血两亏所致月经不调、肺燥喘咳、肌肤不润者食用。

炒香瓜

配　方 香瓜 1 个，基围虾 8 只，红辣椒 1 个，鸡胸肉、葱、姜、蒜、生抽、食用油、精盐、淀粉、胡椒各适量。

制用法 ❶将鸡胸肉洗净，切片，用生抽、精盐、胡椒腌制片刻。基围虾烫熟，去壳。香瓜去皮、去子，切块备用。

❷将腌制好的鸡胸肉加淀粉拌匀，再加适量食用油拌匀。油锅烧热，加葱、姜、蒜、红辣椒炒出香味，放入鸡胸肉、基围虾仁、香瓜块翻炒，加精盐，继续翻炒至香瓜块粉碎，关火，装盘即成。

功效主治 具有清热解暑、除烦止渴、利尿的功效。适用于暑热所致的胸膈满闷不舒、食欲不振、烦热口渴、热结膀胱、小便不利等证。

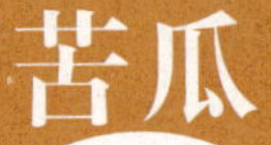

苦瓜

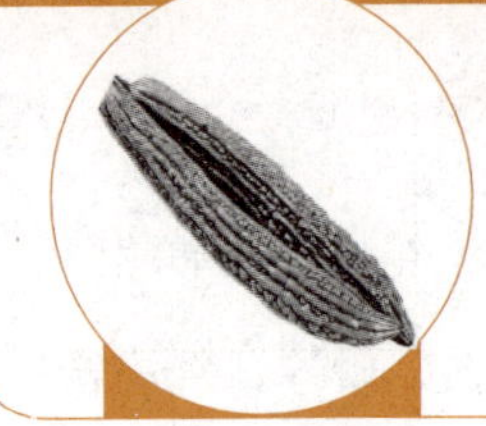

【别　　名】锦荔枝、凉瓜、癞瓜。

【性味归经】味苦，性寒；入心、肝经。

【分布区域】分布于南亚、东南亚、中国和加勒比海群岛。

营养价值

苦瓜中的营养物质丰富，其中维生素 C 的含量极高，每 100 克苦瓜中大约含 56 毫克的维生素 C。另外，在苦瓜中含有丰富的苦味苷和苦味素，能够有效降低血脂，具有减肥的效果。

养生功效

抗癌 苦瓜中含有多种营养物质，可以有效抑制正常细胞的癌变，并且能够促进突变细胞的复原，对于抗癌有着非常明显的效果。

清热益气 苦瓜营养物质丰富，具有清热消暑、养血益气、补肾健脾、滋肝明目的功效，能够治疗痢疾、疮肿、中暑发热、结膜炎等病症。

降血糖、降血脂 苦瓜中含有丰富的苦味苷和苦味素，这些物质可以有效起到降血糖、降血脂、抗肿瘤、预防骨质疏松、调节内分泌、抗氧化、抗菌以及提高人体免疫力等作用，是非常好的保健食品。

食疗药膳

苦瓜黄鳝汤

配　方 苦瓜 300 克，黄鳝 250 克，味精、酱油、精盐各适量。

制用法 ❶将苦瓜去瓤，洗净，切片；黄鳝去内脏洗净。

❷将以上材料一起放入沙锅加水小火煎煮至黄鳝烂熟，然后加味精、酱油、精盐调味即成。每日分2次服食，饮汤吃肉。

功效主治 可滋阳补血，清热解毒。适用于血尿者。

苦瓜烧豆腐

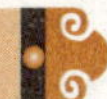

配　方 苦瓜150克，嫩豆腐100克，食用油、精盐各适量。

制用法 ❶将苦瓜去子切片，备用。

❷将苦瓜片入油锅炒至八成熟，加入豆腐、精盐，烧至熟透食用。

功效主治 豆腐有清热利尿降糖之功，苦瓜可以清热消暑降血糖。

哈密瓜

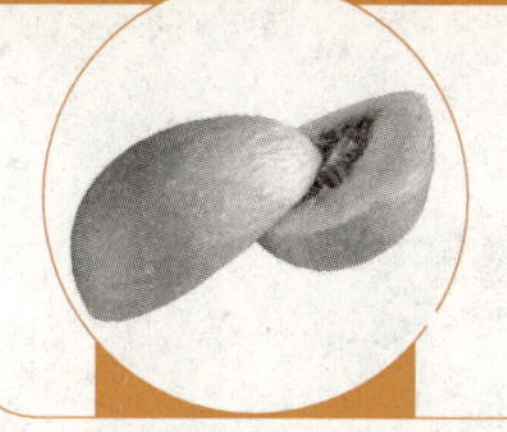

【别　　名】雪瓜、贡瓜、库洪。

【性味归经】味甘，性寒；入肺、胃、膀胱经。

【分布区域】哈密瓜分布面广，新疆十三个地区和自治州普遍都有种植。

营养价值

哈密瓜含有多种营养物质，包括蛋白质、膳食纤维、胡萝卜素、糖类、维生素A、B族维生素、维生素C、磷、钠、钾等。同时，哈密瓜还有除烦热、防暑气的作用，对于发热、中暑、口渴、尿路感染等有着非常好的疗效。

养生功效

美容防晒 哈密瓜具有防晒的作用。在夏天，紫外线能够让人体的皮肤骨胶原和弹性蛋白受到重创，这样就会导致皮肤松弛、出现皱纹，严重的话会导致黑色素沉积和新的黑色素形成，让皮肤变黑。哈密瓜具有抗氧化的作用，可以有效增强细胞防晒的能力，从而让皮肤变白，富有弹性。

催吐作用 哈密瓜具有缓解疲劳的作用，对于身心疲倦、心神焦躁不安有着非常好的缓解效果。现代研究发现，哈密瓜的蒂含苦毒素，能够起到催吐的作用，这是因为苦毒素可以刺激胃壁的黏膜，从而让人呕吐。

食疗药膳

哈密瓜百合瘦身汤

配　方 哈密瓜半个，瘦肉500克，陈皮3克，百合50克，精盐适量。

制用法 ❶将哈蜜瓜洗净，切块；瘦肉洗净，切块；陈皮浸软；百合冲洗干净，备用。

❷在锅内放入适量清水，加入以上所有材料，大火煲半小时，转小火煲2小时，用精盐调味即可。

功效主治 哈密瓜对有胃病、高胆固醇者有食疗好处；百合可润肺止咳、清心安神、养阴益气；陈皮可化痰止咳、驱寒消滞。

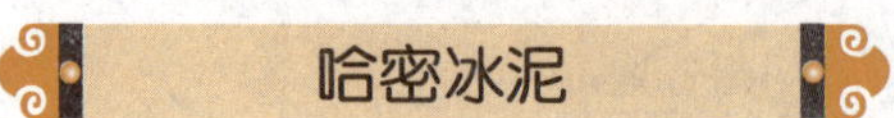

哈密冰泥

配　方 哈密瓜500克，面包100克，小冰砖1块。

制用法 ❶将哈密瓜去皮、去子，洗净，切丁；面包掰成小块。

❷将哈密瓜、面包、半块冰砖一同放入搅拌器打成泥，再放入小碗内上锅蒸5分钟；冷却后，再放半块小冰砖搅拌蒸瓜泥，即可食用。

功效主治 口感微冰甜糯，清新爽滑。哈密瓜面包泥非常适合儿童食用，既给孩子解了馋，又不用担心小孩的肠胃消受不了冰冷的刺激，是一道美味又安全的儿童食品。

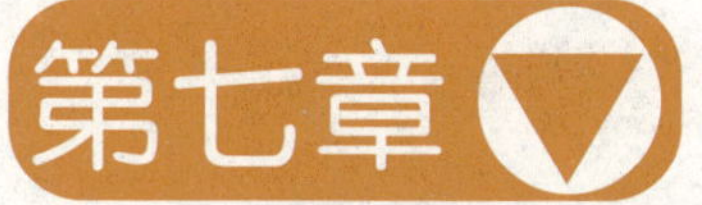

第七章 润肠通便，通利肠胃

石榴

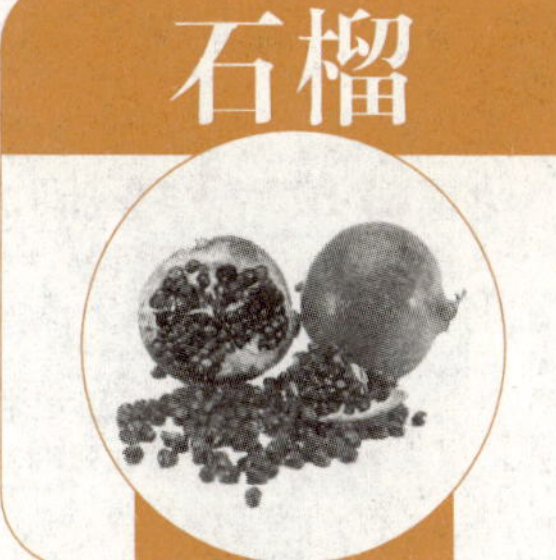

【别　　名】安石榴、若榴、丹若、金罂、金庞、涂林。

【性味归经】味甘、酸、涩，性温；入肺、肾、大肠经。

【分布区域】原产于巴尔干半岛至伊朗及其邻近地区，现全世界的温带和热带都有种植。

营养价值

石榴中含有大量的维生素 C，其含量比其他水果都要高出很多，同时，其铁、钙、磷的含量也非常丰富。石榴种子中铁的含量也极高。另外，石榴的果皮中还含有苹果酸、鞣质、生物碱等成分。

养生功效

强身健体 石榴具有助消化、抗胃溃疡、软化血管、降血脂和血糖、降低胆固醇等作用，能够预防冠心病、高血压，是人体健胃提神、增强食欲、益寿延年的良好食品。

止血、明目 石榴花味酸涩，将其晒干研末能够起到止血的作用。另外，石榴花可以治疗赤白带下。石榴花泡水洗眼还具有明目的功效。

抑制大肠杆菌 石榴皮能够起到抑菌和收敛的作用，可以使肠黏膜收敛，肠黏膜的分泌物减少，从而达到治疗腹泻、痢疾的功效。同时，石榴还可以抑制痢疾杆菌、大肠杆菌。

食疗药膳

山楂石榴皮汤

配　方 山楂、石榴皮各30克。

制用法 ❶将以上食材分别洗净，备用。

❷将以上食材放入锅中，加水煎服。每日1剂，2次分服。

功效主治 破气散瘀，涩肠止痢。适用于急、慢性痢疾。

乌梅石榴皮使君汁

配　方 乌梅7克，石榴皮14克，使君子8克，花槟榔10克，番茄叶1克。

制用法 ❶将以上材料分别洗净，备用。

❷在锅中加水3碗，放入以上材料，煎成浓汁半杯，早晨空腹服。

功效主治 适用于治疗蛔虫病。

香蕉

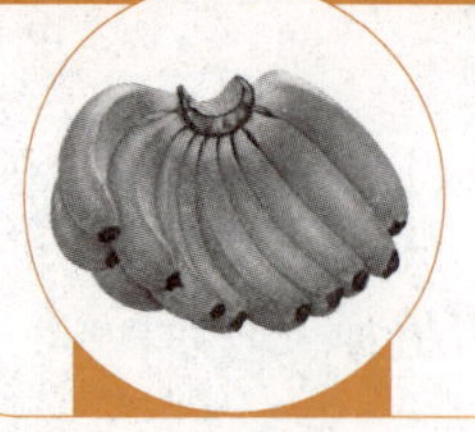

【别　　名】弓蕉、香牙蕉、甘蕉、蕉果。

【性味归经】味甘，性寒；入脾、胃、大肠经。

【分布区域】原产于亚洲东南部热带、亚热带地区。中国香蕉产地主要分布在广东、广西、福建、台湾、云南和海南，贵州、四川、重庆等地也有少量栽培。

营养价值

香蕉含有较高的水分，还含有大量糖类、蛋白质、膳食纤维、磷、钾、维生素A和维生素C。香蕉中含有三种天然糖分，分别是蔗糖、果糖和葡萄糖。另外，还含有纤维素，营养价值很高。

养生功效

降血压 香蕉含有钾，这种物质对人体的钠具有抑制作用，因此多吃香蕉可以起到降低血压，预防高血压、心血管疾病的作用。

补充能量 香蕉能够为人体提供能量，是运动员的必备食物，这是因为香蕉的糖分在体内能够快速转化为葡萄糖被人体所吸收，为人体提供必要的能量。

食疗药膳

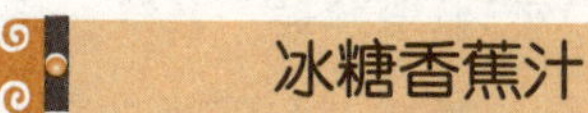

冰糖香蕉汁

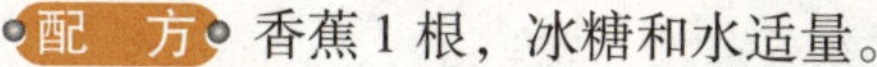

配　方 香蕉1根，冰糖和水适量。

制用法 ①将香蕉去皮，切段，备用。

②将冰糖、水、香蕉一起蒸熟食用。每日1~2次，连服数日。

功效主治 有清肺、止咳、润肠的作用。适用于肺燥咳嗽、便秘、痔疮、大便出血等证。

香蕉芝麻方

配　方 香蕉500克，黑芝麻25克。

制用法 ①将黑芝麻炒至半熟，备用。

②将香蕉剥皮，蘸芝麻食。每日1剂，2~3次分食。

功效主治 滋补肝肾，润燥降压。适用于肝肾阴虚、肝阳上亢型高血压患者。

香蕉粥

配　方 香蕉200克，大米60克。

制用法 ①将香蕉去皮，切块；大米淘洗干净，备用。

②在锅内加水适量，大米入锅内煮粥，八成熟时加入香蕉块，再煮至粥熟即成。每日服2~3次，可长期食用。

功效主治 香蕉有止烦渴、润肺肠、通血脉、填精髓等功效。现代医学研究证实，香蕉有治疗消化性溃疡的作用，可主治胃、十二指肠溃疡。

桃

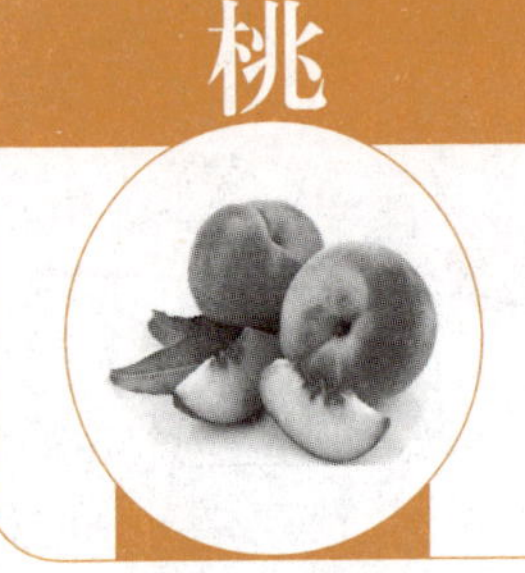

【别　　名】桃实、毛桃、蜜桃、白桃、红桃。

【性味归经】味甘、酸，性温；入肝、大肠经。

【分布区域】原产于我国西北地区，主要经济栽培地区在华北、华东各省。

营养价值

桃性味平和，具有很高的营养价值，其含有多种维生素、果酸以及钙、磷、铁等矿物质，特别是铁的含量较高。新鲜的桃子水分极多，热量低，具有补充人体水分的作用。

养生功效

补益气血、养阴生津 桃中含有丰富的维生素，对于气血亏虚、面黄肌瘦、心悸气短有着非常好的治疗效果。另外，患有慢性支气管炎、肺结核等病的患者食用桃可以起到治疗干咳、咳血、慢性发热、盗汗等的作用。桃的含铁量较高，对于缺铁性贫血的患者有非常好的疗效。

缓解水肿、活血润肠 桃含钾较多，钠较少，对于水肿的患者非常有用。桃仁能够起到活血化瘀、润肠通便的功效，对于闭经、跌打损伤等症状有显著的疗效。

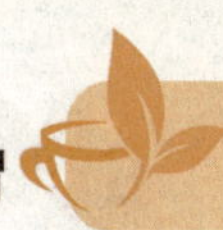

食疗药膳

蜜桃干片

配　方 新鲜桃子30个，蜂蜜80毫升，白糖10克。

制用法 ❶将桃子洗净，剖成两半，晒干。

❷将晒好的桃干放入瓷盆中，拌蜂蜜、白糖，再将瓷盆放入锅内，隔水蒸2小时；蒸好后冷却，装瓶备用；每次饭后食桃干片1～2块，蜂蜜半匙，温开水冲淡服食。

功效主治 此桃干具有益肺养心、生津活血、助消化的作用。肺病、心血管病患者食之大有裨益。

猪腰杜仲桃肉汤

配　方 猪腰子1对，杜仲、桃肉各30克，精盐适量。

制用法 ❶将猪腰剖开，洗净，备用。

❷将杜仲、桃肉、猪腰一同入锅煮至猪腰熟透，除去药渣，加精盐调味，吃肉喝汤。

功效主治 杜仲有补肝肾之功。可治遗精、早泄。

苹果

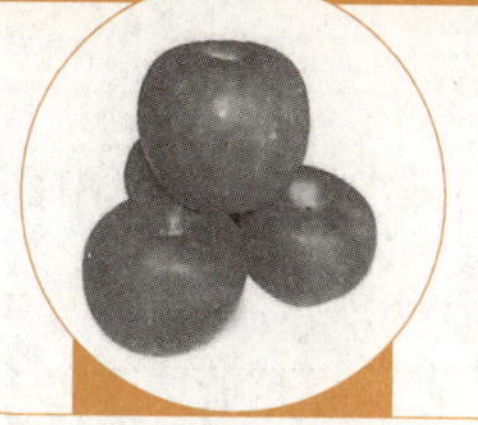

【别　　名】林檎、奈子、超风子、天然子。

【性味归经】味酸、甘，性平；入脾、胃经。

【分布区域】分布于东北、华北、华东、西北和四川、云南等地。

营养价值

苹果具有增进记忆、提高智力的作用。苹果中含有丰富的糖、维生素和矿物质等大脑必需的营养素，另外还含有大量的锌元素。锌是促进人体生长发育的关键元素，同时，锌能够提升人的记忆力，还能提高人体免疫力。

养生功效

防癌抗癌 苹果含有多种营养物质，这些物质中有些具有防治肺癌的作用，能够起到预防铅中毒的作用。苹果还可以保持血糖的稳定，降低人体的胆固醇。

促进胃肠蠕动 苹果中含有大量的果酸，能够改善人体呼吸系统和肺功能，促进肠胃的蠕动，保证人体的健康。苹果能够让人体顺利排出废物，减少体内有害物质，具有保健的作用。

食疗药膳

苹果绿豆汤

配　方 苹果1个，绿豆50克，冰糖适量。

制用法 ❶将苹果洗净，切块。

❷在锅中加水，放入苹果块、绿豆，加水煎汤，冷却后，频频饮服。每日1剂。

功效主治 清热解暑，生津止渴。适合暑热烦渴者饮用。

山药瓤苹果

配　方 苹果4个，薏米、怀山药、太子参各25克，糯米60克，瓜条、蜜樱桃、冰糖各150克，花粉15克。

制用法 ❶将苹果去皮，从蒂部揭盖挖去核；太子参、花粉、怀山药去净灰渣，制成粉末加入苹果中。

❷将薏米、糯米蒸熟；蜜樱桃、瓜条切成小粒，拌匀，一并放入苹果中，入笼蒸熟取出；将冰糖加水熬化，浇在苹果上即可。当点心食。

功效主治 健脾理气、滋阴益胃、开胃消食。适用于脾胃虚弱或胃阴不足所引起的食欲不振、消化不良、腹泻等证。

苹果菠菜羹

配　方 苹果 300 克，菠菜 150 克，牛奶 500 克，精盐、胡椒粉各适量。

制用法 ①将苹果去皮，切丁；菠菜洗净，切段，备用。

②将牛奶入锅，放入苹果、菠菜段、精盐、胡椒粉烧沸即可。

功效主治 菠菜活血通肠、利五脏、调中气、止烦渴；牛奶滋润肺胃、润肠通便补虚，与苹果同食，具有调整胃肠、补血美容之效。

茄子

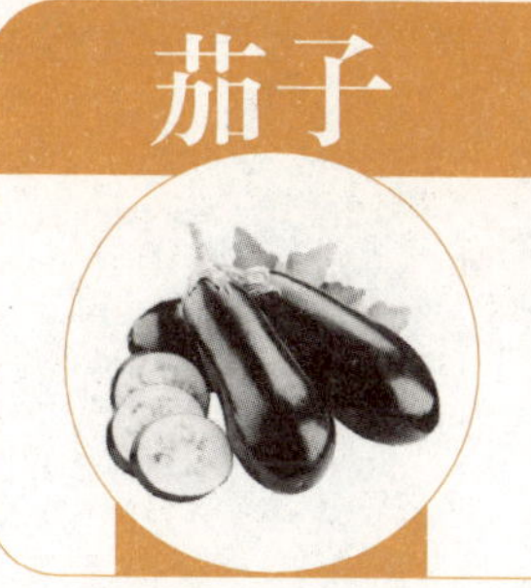

【别　　名】落苏、酪酥、昆仑瓜。

【性味归经】味甘，性凉；入胃、肠经。

【分布区域】茄子最早产于印度，后来传入中国，分布于中国全省各地，以湛江市等北运基地较为集中。

营养价值

茄子含有丰富的蛋白质、脂肪、糖类、维生素以及钙、磷、铁等多种物质。在茄子中，维生素 P 的含量较高，可以有效增强人体细胞间的黏着力，从而达到增强毛细血管的弹性、减低脆性及渗透性的作用。

养生功效

抗衰老 茄子营养丰富，含有维生素 E，能够起到防止出血和抗衰老的作用。常吃茄子能够活血，并使身体中的胆固醇水平降低，延缓人体衰老，强身健体。

抗癌 现代研究发现，茄子中含有多种营养物质，具有抗癌的作用，可以有效抑制消化道肿瘤细胞的增殖，对于胃癌、直肠癌都有着非常好的治疗效果。

降低胆固醇 经常吃茄子能够起到预防高血压、冠心病、动脉粥样硬化、紫斑症的效果，这是因为茄子含有丰富的维生素，能够降低人体胆固醇的含量。

食疗药膳

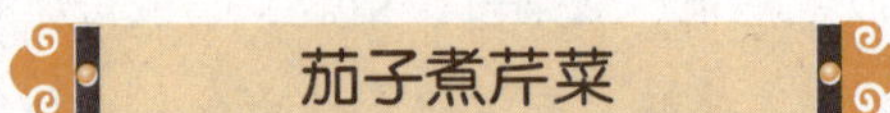

茄子煮芹菜

配　方 鲜茄子250克，鲜芹菜250克，精盐2克，味精1克。

制用法 ❶将茄子去皮，洗净，切小块；芹菜洗净，切细。

❷将以上食材一同放入锅中，加水煎，放精盐、味精调味，当茶饮。

功效主治 活血化瘀、祛风通络、降血压。适合头痛较甚之高血压患者食用。

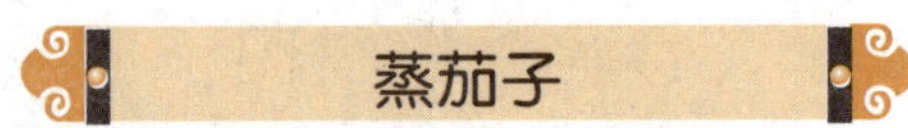

蒸茄子

配　方 茄子250克，精盐、香油各适量。

制用法 ❶将茄子洗净，切条，放入碗中。

❷将放有茄子的碗入蒸笼蒸20分钟左右；将蒸熟的茄子取出，趁热放精盐，淋上香油即成。

功效主治 此菜具有清热消痈的功效，适用于热毒疮痈所致皮肤溃烂。

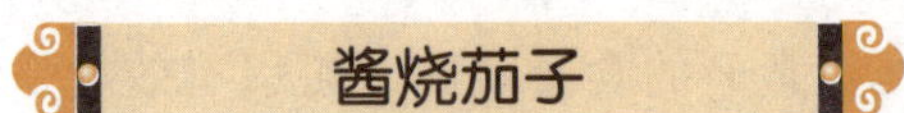

酱烧茄子

配　方 茄子5个，猪肉70克，酱油10克，淀粉、大蒜、葱、醋、味精、精盐各适量。

制用法 ❶将茄子洗净，切成块备用。

❷将油锅烧至八成热时，放入茄子块，炒去水分备用；猪肉切丝，浇上酱油，加入淀粉；大蒜捣泥；将锅烧热，放入大蒜炒出香味，放入猪肉、葱、茄子块等，翻炒至熟，加少许醋、精盐和味精，即可出锅。佐餐。

功效主治 补气益肝。适合肝硬化早期患者食用。

菠菜

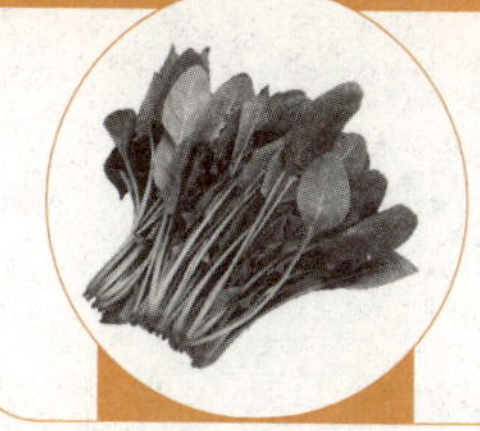

【别　　名】菠棱菜、赤根菜、波斯草、鹦鹉草、鼠根草、角菜。

【性味归经】味甘、辛，性寒；入肠、胃经。

【分布区域】菠菜原产自波斯（今伊朗），现中国普遍栽培。

营养价值

菠菜的营养丰富，含有β胡萝卜素、维生素 B_6、叶酸、铁、钾等物质，其中铁的含量较高，对于缺铁性贫血有很好的效果。菠菜可以让人面色红润、光彩照人，是美容的佳品。菠菜叶中含有铬和一种类胰岛素样物质，能够让血糖保持稳定。而其丰富的维生素又能够起到防止口角炎、夜盲症等作用。在菠菜中，含有维生素 E、硒元素，这些物质可以抗衰老、促进细胞增殖，具有健脑益智的功效。

养生功效

强身健体 菠菜中含有丰富的胡萝卜素，在人体内可以转变成维生素 A，能够有效维护人体健康，对于防治传染病有非常好的效果，并可以促进儿童生长发育。

通肠导便 菠菜中含有大量的植物粗纤维，能够有效起到消食的作用，从而达到通肠的效果，利于排便，并能够促进胰腺分泌，故菠菜能够有效治疗痔疮、慢性胰腺炎、便秘、肛裂等病症。

补充能量 菠菜中含有丰富的胡萝卜素、维生素 C、钙、磷、铁、维生素 E 等物质，这些物质可以提供人体需要的多种营养元素，能够有效补充人体能量，治疗虚弱无力等证。

食疗药膳

菠菜肫肝汤

配　方 菠菜200克，鸡肫、鸡肝各1只，猪油、精盐、黄酒、水淀粉、味精各适量。

制用法 ①将菠菜洗净；鸡肫、鸡肝洗净，切片。将菠菜、鸡肫、鸡肝加精盐、黄酒、水淀粉拌匀。

②在锅内放入适量清水，加精盐、猪油，中火烧开，倒入肫、肝片，烧沸5分钟，倒入菠菜，继续烧3分钟，加味精，盛碗。佐餐。

功效主治 健胃消食、补血明目、利肠通便。适合胃下垂、便秘患者食用。

菠菜瘦肉米粥

配　方 新鲜菠菜150克，猪瘦肉60克，大米100克。

制用法 ①将菠菜去杂，洗净，放入开水中焯2分钟，捞出过凉，切成碎末。

②将猪瘦肉切丝；大米淘洗干净，备用。

③在锅内加水适量，放入大米、肉丝煮粥，八成熟时加入菠菜末，再煮至粥熟即成。每日2次，可长期食用。

功效主治 菠菜有养血止血、敛阴润燥、下气通肠等功效。

萝卜黄豆菠菜汤

配　方 萝卜、菠菜各50克，黄豆60克，精盐适量。

制用法 ①将黄豆放入水中，浸泡一夜；萝卜放入锅内，加水适量，放适量精盐后煮至熟烂。

②加入洗净的菠菜、泡好的黄豆，继续煮至菠菜熟即可服食。每日2~3次，连服3~5天，温服。

功效主治 化积通便。主治小儿积热便秘、大便干燥、胃纳差、腹胀腹痛。

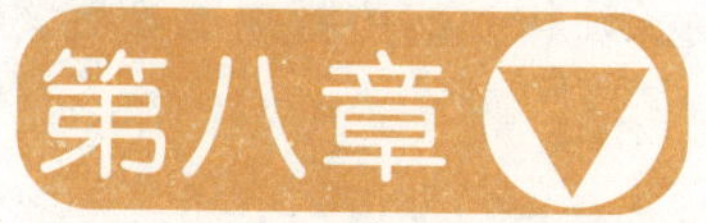

第八章 补肾益气，强筋壮骨

白果

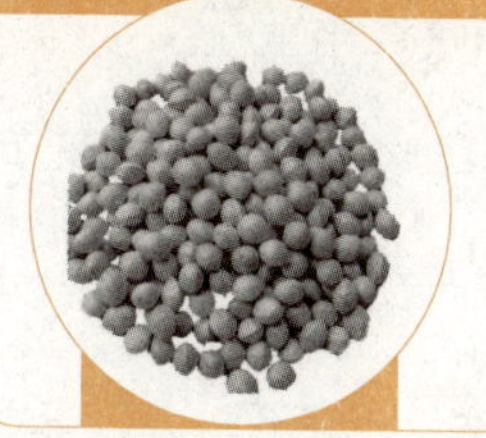

【别　　名】银杏、公孙树子、鸭脚树子。

【性味归经】味甘、苦、涩，性平；入肺、肾经。

【分布区域】在中国、日本、朝鲜、韩国、加拿大、新西兰、澳大利亚、美国、法国、俄罗斯等国家和地区均有大量分布。

营养价值

白果含有多种营养元素，主要包括淀粉、蛋白质、脂肪、糖类，另外还含有维生素C、维生素B_2、胡萝卜素以及钙、磷、铁、钾、镁等矿物质，以及银杏酸、白果酚、五碳多糖、脂固醇等。白果具有益肺气、治咳喘、止带虫、缩小便、平皴皱、护血管、增加血流量等作用。

养生功效

保护肝脏 白果具有保护肝脏、改善心律不齐、防止过敏等作用，对于防治哮喘、移植排异、心肌梗死、脑卒中，保护器官有着良好的效果，尤其是对于肝脏的保护，效果特别好。

抗衰老 白果具有通畅血管、改善大脑功能、延缓衰老、增强记忆力的作用，对于治疗阿尔茨海默症、脑供血不足等有着非常好的效果。白果是抗衰老的佳品，对中老年人强身健体有着非常好的作用。

防治心血管疾病 白果种仁中含有黄酮苷、苦内脂，这些物质对脑血栓、阿尔茨海默症、高血压、高脂血症、冠心病、动脉硬化、脑功能减退等疾病有特殊的疗效，能够防治心血管疾病。

食疗药膳

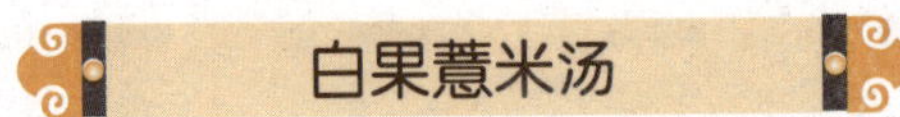

白果薏米汤

配　方 白果12枚，薏米100克，白糖或冰糖适量。

制用法 ①将白果、薏米放入锅中，加水适量。

②用小火将以上食材煮成汤，用适量白糖或冰糖调味食用。

功效主治 有健脾利湿、止痛清热、排脓去风、抗肿瘤作用。适用于脾虚泄泻、痰喘咳嗽、小便淋痛、水肿、糖尿病、青年扁平疣等证。

白果莲子粥

配　方 白果10枚，莲子50克，白糖适量。

制用法 ①将莲子洗净，备用。

②在锅中加水，放入莲子煮熟，加入炒熟白果煮粥，加白糖调味食用。

功效主治 补肾固精。白果补肾收涩，莲子补肾固精，且能清心安神，两者同用味甘性平，常用作晚餐有益肾固精的作用。

参莲白果茶

配　方 沙参、白果各10克，莲子15克。

制用法 ①将沙参制成粗末，莲子、白果用小火炒熟后捣碎，备用。

②将以上材料一同放入保温杯中，冲入沸水，加盖焖30分钟，代茶饮用。每日1剂。

功效主治 清热润肺，补脾清心。适用于肺胃血热型痤疮。

桑葚

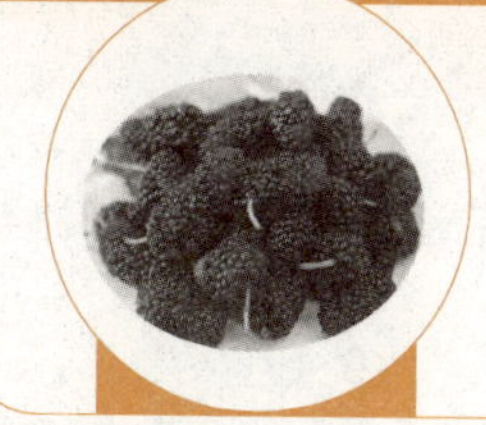

【别　　名】桑枣、桑实、桑子、桑果。

【性味归经】味甘，性寒；入肝、肾经。

【分布区域】原产中国中部，栽培范围广泛，东北自哈尔滨以南，西北从内蒙古南部至新疆、青海、甘肃、陕西，南至广东、广西，东至台湾，西至四川、云南，以长江中下游各地栽培最多。

营养价值

桑葚含有多种营养素，包括活性蛋白、维生素 B_1、维生素 B_2、维生素 PP 及维生素 C、苹果酸、琥珀酸、酒石酸、胡萝卜素以及钙、磷、铁、铜、锌等成分，对人体有非常好的保健作用，其营养是苹果的 6 倍，是葡萄的 4 倍。经常食用桑葚可以抗衰老，提高人体的免疫力，且有美容养颜的功效。

养生功效

乌发美容 桑葚中含有大量的营养物质，且大部分都是人体所必需的营养物质；同时，桑葚中还含有乌发素，可以让人的头发黑而亮泽，具有美容养颜的功效。

防癌抗癌 桑葚含有非常多的芦丁，这种物质可以防止结肠癌的形成；桑葚还具有凉血止血、清肝泻火的作用，能达到抗炎、抗病毒的功效。因此，经常吃桑葚能够防治脑出血、高血压、视网膜出血、慢性支气管炎等疾病。

预防血管硬化 桑葚含有丰富的鞣酸、苹果酸、维生素 C 和脂肪酸等。其脂肪酸的主要成分是亚油酸、油酸、软脂酸、硬脂酸、亚麻酸等。同时，桑葚中还含有大量的白黎芦醇。白黎芦醇是抗氧化剂，可以抑制低密度脂蛋白的脂质过氧化反应，从而达到防止低密度脂蛋白氧化产生细胞毒素，让细胞的脂质过氧化的作用。另外，白黎芦醇还具有降低血小板聚集、防止动脉硬化的作用。

食疗药膳

桑葚蒸蛋

配　方　桑葚膏25克，鸡蛋2个，核桃肉茸30克，味精1克，熟猪油15克，酱油2克。

制用法　①将鸡蛋放入碗内，加入桑葚膏、核桃肉茸、味精，用竹筷打散成蛋浆，备用。

②将浆汁放入蒸笼内，大火，蒸约10分钟取出；加入熟猪油、酱油即成。佐餐食之。

功效主治　乌发，明目，丰肌。适用于肝肾不足所致的眼花、须发早白、脱发。

黑芝麻桑葚糊

配　方　黑芝麻60克，桑葚60克，白糖10克，大米30克。

制用法　①将黑芝麻、桑葚、大米分别洗净，同放入砂盘中擂烂。

②在锅内放清水适量，煮沸后加入白糖，待糖溶化、水再沸后徐徐加入药浆，煮成糊状。服食。

功效主治　适合动脉粥样硬化及冠心病患者常吃。

桑葚黑豆红枣汤

配　方　桑葚、黑豆、芹菜各30克，红枣10颗。

制用法　①将上述食材分别洗净，备用。

②在锅中加水适量，放入以上食材，煮汤服食。每日1剂，连服15～20日。

功效主治　滋阴养血，补益肝肾。适合脱发者食用。

榴莲

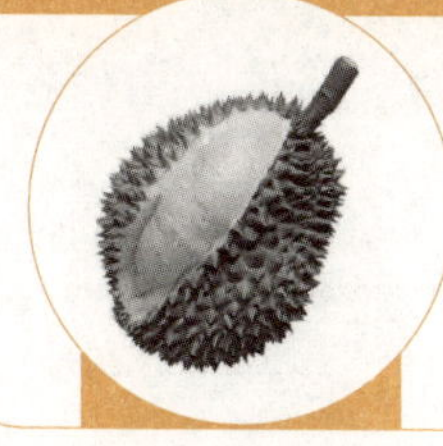

【别　　名】流连。

【性味归经】味辛、甘淡，性热；入肝、肾、肺三经。

【分布区域】分布于东南亚，主要生长在泰国、马来西亚、印度尼西亚，我国广东、海南亦有栽培。

营养价值

榴莲具有极高的糖分，其热量也较高。榴莲中的蛋白质含量为2.7%，脂肪含量为4.1%，糖类为9.7%，水分为82.5%。榴莲的维生素含量较高，包括维生素A、B族维生素、维生素C。同时，榴莲中含有人体必需的矿物质元素，其中钾、钙的含量极高。榴莲中所含氨基酸的种类较多，而且极为丰富，除了色氨酸外，还含有7种人体必需氨基酸，其中，谷氨酸含量最高。

养生功效

活血散寒 榴莲性热，具有活血散寒、缓解经痛的作用，受痛经困扰的女性特别适合食用。同时，榴莲能够改善腹部寒凉，促进体温上升，对于寒性体质的人有非常好的治疗效果。

强身健体 榴莲含有人体所必需的多种营养物质，经常吃榴莲能够起到强身健体、健脾补气、补肾壮阳、温暖身体的效果，是滋补有益的水果。

开胃消食 榴莲的气味同其他水果不同，会让人有一种很臭、很恶心的感觉，然而，有一些人却觉得榴莲气味芳香，韵味无穷。榴莲的特殊气味让它具备了开胃消食的功效，能够有效增进人体食欲，促进肠蠕动。

食疗药膳

榴莲虾卷

配　方 榴莲肉 100 克，鲜火腿肉 80 克，虾仁、红薯粉各 30 克，卷心菜、韭菜各 20 克，红萝卜 10 克，豆腐皮 12 张，精盐 1 克，酱油、白糖各 70 克，水 3 小杯，面粉 1 小勺，香酥粉 2 勺，食用油适量。

制用法 ❶将榴莲肉、鲜火腿肉、卷心菜、韭菜、红萝卜分别洗净切细，备用。

❷将以上原料加入虾仁、红薯粉、精盐、酱油、白糖、水，搅拌并揉搓 3～5分钟成馅；取 1 张豆腐皮铺好，再取馅卷起，四周蘸上面粉，备用。

❸将食用油锅置火上，加热至 70℃左右后转为小火；将香酥粉和水稀释，然后把榴莲虾卷蘸香酥粉下油锅炸至呈金黄色即可。

功效主治 增强人体的免疫力和性功能，补肾壮阳，抗早衰。

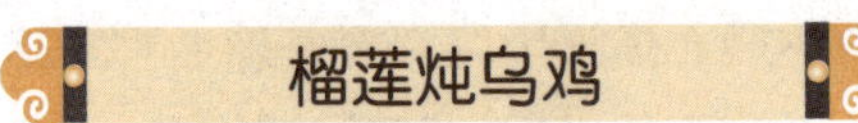

榴莲炖乌鸡

配　方 乌鸡半只，榴莲肉 100 克，姜、食用油、精盐各适量。

制用法 ❶将乌鸡洗净，去内脏，从中间剖开，取一半；姜切薄片，备用。

❷把炒锅烧热，加食用油，爆香薄姜片，然后马上捞起，加水煮开后，将乌鸡放进去沸一下水，放入微波炉调 2 小时；再放入榴莲肉，1 小时后即可。盛汤前要调味，撒一些精盐就可以了。

功效主治 此汤补而不燥，而且性质温和，还具有多种食疗功效，包括补血益气、滋润养阴，适合不同体质的人饮用，秋冬吃最合适。

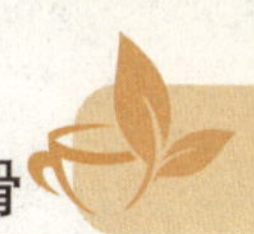

核桃

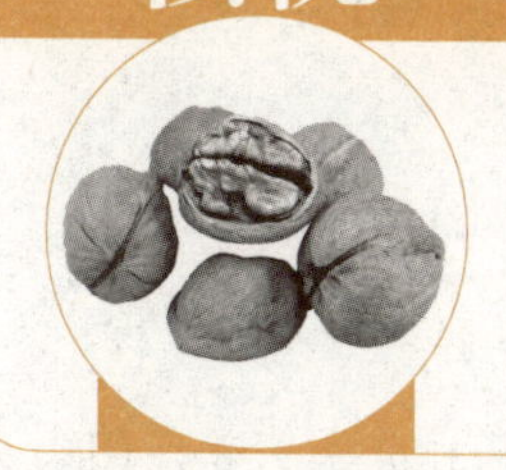

【别　　名】山核桃、胡桃仁、核桃仁、羌桃。

【性味归经】味甘，性温；入肾、肺经。

【分布区域】产于我国华北、西北、西南、华中、华南和华东，新疆南部。分布于中亚、西亚、南亚和欧洲，中国的平原及丘陵地区常见栽培。

营养价值

核桃营养价值丰富，有“万岁子”“长寿果”“养生之宝”的美誉。核桃中86%的脂肪是不饱和脂肪酸。核桃富含铜、镁、钾、维生素 B_6、叶酸和维生素 B_1，也含有膳食纤维、磷、烟酸、铁、维生素 B_2 和泛酸。每50克核桃中，水分占3.6%，另含蛋白质7.2克、脂肪31克和糖类9.2克。

养生功效

强健筋骨 核桃中的天然抗氧化剂和α－3脂肪酸有助于人体对矿物质的吸收（如钙、磷、锌等），可以促进骨骼生长。另外，α－3脂肪酸有助于保持骨密度，减少因自由基（高活性分子）造成的骨骼疏松。

抗衰老 核桃中含有丰富的磷脂，磷脂是细胞结构的主要成分之一，充足的磷脂能增强细胞活力，对造血、促进皮肤细腻、伤口愈合和毛发生长都有重要的作用。

降胆固醇 核桃中的亚油酸、亚麻酸能减少肠道对胆固醇的吸收，促进体内胆固醇在肝内降解为胆汁酸，随胆汁排出体外，从而排除血管壁内的污垢杂质，使血液净化，能防止动脉硬化、高血压、心脏病、脑出血。

食疗药膳

核桃瘦肉汤

配　方　核桃仁 100 克，芡实 50 克，山药 25 克，猪腿肉 100 克，姜 1 片，精盐适量。

制用法　①将上述材料洗净，沥干水。

②将猪腿肉放入滚水中用大火煮 3 分钟，取出洗净。

③加适量清水大火煮沸，放入猪腿肉、核桃、山药、芡实、姜，用中火煮约 40 分钟，下少量精盐调味即可。

功效主治　具有益肾、壮骨、补虚的功效。适用于体虚无力、骨质疏松等症的辅助食疗。

芝麻核桃蜜

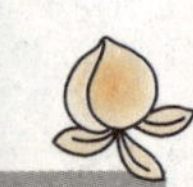

配　方　黑芝麻、核桃肉各 100 克，蜂蜜 200 克。

制用法　①将黑芝麻、核桃肉先用小火炒黄（切忌炒焦）。

②凉后一同研碎，放于器皿内，加入蜂蜜调成糊状即可服用。

功效主治　散结，宽肠，下气，适用于便秘等症。

香干拌核桃仁

配　方　香干 300 克，核桃仁 200 克，精盐、香油各适量。

制用法　①香干汆烫，切条；核桃仁放入锅中，炒至香脆，捣碎。

②将香干、核桃碎放入盘中，加入精盐和香油调味即可。

功效主治　核桃仁有缓解疲劳和压力的作用，还有很好地镇咳平喘的作用。

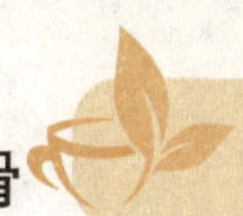

韭菜

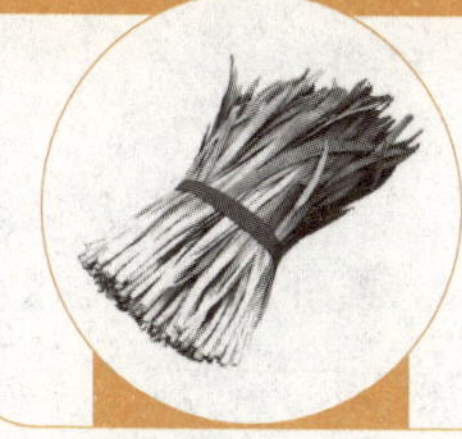

【别　　名】壮阳草、起阳草、长生草。

【性味归经】味甘、辛，性温；入肝、胃、肾经。

【分布区域】韭菜在我国的栽培区域极广，东至沿海，西至西北高原，东南至台湾，北至黑龙江，几乎所有的省份都有栽培。

营养价值

韭菜含有极高的水分，热量较低，并含有丰富的铁、钾、维生素A、维生素C等营养物质。韭菜具有独特的辛香味，这是其所含的硫化物所造成的气味，这些硫化物可以起到杀菌消炎的作用，能够提高人体的免疫力。

养生功效

行气理血 韭菜具有的辛辣气味可以起到散瘀活血、行气导滞的作用，对于跌打损伤、反胃、肠炎、吐血、胸痛等证有非常好的治疗效果。

益脾健胃 韭菜中含有挥发性精油、硫化物，这些物质可以散发出一种独特的辛香气味，能够让人开胃，增进食欲，达到消化健脾的效果。

润肠通便 韭菜中含有丰富的维生素和粗纤维，可以增进胃肠的蠕动，治疗便秘，预防肠癌，具有润肠通便的效果。

食疗药膳

韭菜香油炒鸡蛋

配　方 韭菜300克，鸡蛋3个，香油、精盐各适量。

制用法 ❶将韭菜洗净，切段；鸡蛋打入碗中，搅匀，备用。

②在锅中加入香油烧热，放入韭菜略炒，加入鸡蛋液、精盐，炒熟佐餐。

功效主治 可治肾气不足而致的遗精。

韭菜炒鲜虾

配　方 韭菜150克，鲜虾240克，菜油、味精、精盐各适量。

制用法 ①将韭菜洗净，切段；鲜虾去壳。

②将锅烧热，放入菜油，待油泡化尽，倒入韭菜段、鲜虾，反复翻炒，撒入味精、精盐，炒匀即起锅。可作佐膳菜肴，亦可作下酒菜。

功效主治 补肾壮阳、益精固肾。适用于肾阳虚肾精不固的遗精、阳痿、早泄、遗尿等证。

韭菜甘草饮

配　方 韭菜150克，甘草10克。

制用法 ①将韭菜洗净，切段，备用。

②将以上食材一同放入锅中，加水适量煎煮20分钟，弃渣取汁。每日2次，每次1剂。

功效主治 行气理血。主治风寒型荨麻疹，遇寒尤剧。

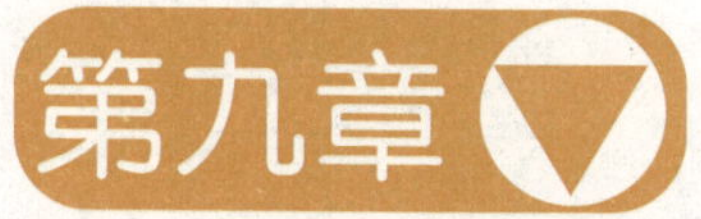

第九章 排毒祛痘，内外兼修

番茄

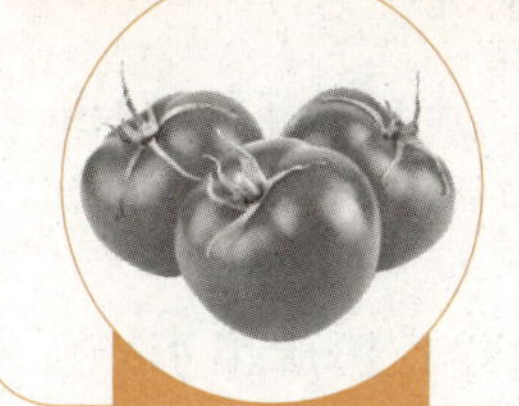

【别　　名】西红柿、洋柿子、狼桃。

【性味归经】味甘、酸，性微寒；入肝、脾、胃经。

【分布区域】原产于南美洲，中国南北广泛栽培。

营养价值

番茄含有丰富的维生素、矿物质、糖类、有机酸及少量的蛋白质，胡萝卜素、维生素 C 和 B 族维生素含量尤为丰富，有促进消化、利尿、抑制多种细菌作用。番茄中的维生素 D 可保护血管，治高血压。其中的谷胱甘肽，可推迟细胞衰老、增加人体抗癌能力。胡萝卜素可保护皮肤弹性，促进骨骼钙化，防治儿童佝偻病、夜盲症和眼干燥症。

养生功效

清除毒素 番茄能增加血液中的碱度，又含有多种维生素和矿物质，能有效清除人体内的毒素。

促进成长 番茄富含钙、磷等各种矿物质以及锰、铜、碘等重要微量元素，对宝宝生长发育十分有益。

抗氧化 番茄中的番茄红素是优良的抗氧化剂，能清除人体内的自由基，抑制视网膜黄斑变性，预防心血管疾病，有效地减少各种癌症的发生，抗癌效果优于β-胡萝卜素，还有利尿和抑菌的作用。

美容护肤 番茄富含果酸，又有较多维生素C，维生素C在酸性环境中更容易被人体吸收，这使番茄中维生素C的利用率大大提高，美容护肤的功效显著。

食疗药膳

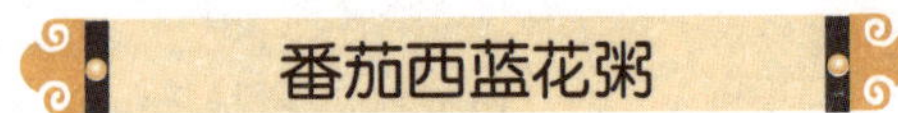

番茄西蓝花粥

配　方 番茄、西蓝花、大米各100克，葱花、姜末、精盐、香油各适量。

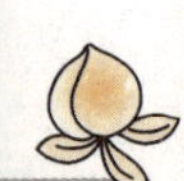

制用法 ①将西蓝花洗净，切成小丁；番茄洗净，切成小丁；大米洗净。

②锅内加水适量，放入大米煮至5成熟，加入西蓝花、番茄煮至熟烂，放入葱花、姜末、精盐，搅拌，淋上香油即可。

功效主治 番茄和西蓝花都含有丰富的维生素，既能全面补充营养又可排毒。

芦笋青椒番茄饮

配　方 芦笋6根，番茄3个，青柿子椒1个，冰块适量。

制用法 ①芦笋洗净，切段；番茄洗净，去蒂，切小块；青柿子椒洗净，去子，切小块。

②上述各料全部放进榨汁机中榨成蔬菜汁倒入杯中。将冰块放入杯中，调匀即可。每日1~2次。

功效主治 补益虚亏，开胃生津，理气化痰。适用于脾胃虚弱、腰膝酸软、倦怠无力、咳嗽痰多等证。

番茄丝瓜汤

配　方 番茄1个，丝瓜150克，食用油、胡椒粉、精盐、鸡精、葱花、高汤各适量。

制用法 ①将番茄洗净，切成薄片；丝瓜去皮洗净切片。

②锅中放油烧至六成热后，加入高汤烧开，放入丝瓜片、番茄片，待熟时，加胡椒粉、精盐、鸡精、葱花调匀起锅。

功效主治 清热解毒，消除烦热。

大蒜

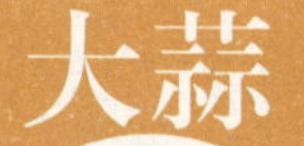

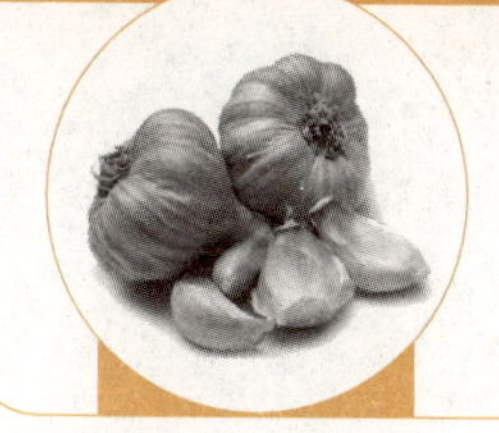

【别　　名】蒜头、大蒜头、胡蒜、独蒜、独头蒜。

【性味归经】味辛，性温；入脾、胃、肺经。

【分布区域】原产于西亚和中亚，汉代张骞出使西域，把大蒜带回国安家落户，至今已有两千多年的历史。大蒜在中国的主要产地有：中国大蒜之乡——山东省济宁市金乡县、济宁兖州的漕河镇、临沂市兰陵县、莱芜市、济南市商河县、东营市广饶县等。

营养价值

每100克大蒜中含水分69.8克，蛋白质4.4克，脂肪0.2克，糖类23.6克，钙5毫克，磷44毫克，铁0.4毫克，维生素C 3毫克。此外，还含有维生素B_1、维生素B_2、烟酸、蒜素、柠檬醛以及硒和锗等微量元素。含挥发油约0.2%，油中主要成分为大蒜辣素，具有杀菌作用，是大蒜中所含的蒜氨酸受大蒜酶的作用水解产生。尚含多种烯丙基、丙基和甲基组成的硫醚化合物等。

养生功效

解毒 大蒜所含的蒜素通过肺、肠、皮肤和泌尿系统排泄，在这些器官内进行解毒工作。大蒜中所含的大蒜素，可与铅结合成为无毒的化合物，能有效防治铅中毒。大蒜还能提高肝脏的解毒功能，阻断亚硝胺致癌物质的合成。

降压 大蒜中的大蒜素有降血压的作用。此外，存在于大蒜中的类黄酮物质也能抑制血管中的胆固醇氧化，还可减少心脑血管栓塞。大蒜含有非常丰富的杨梅酮，杨梅酮对降血糖具有非常重要的作用。

杀菌 大蒜中含有的辣素，其杀菌能力可达到青霉素的1/10，可以起到预防流感、防止伤口感染、治疗感染性疾病和驱虫的作用。大蒜素能有效地抑制癌细胞活性，使其不能正常代谢，最终使癌细胞死亡。大蒜素还能增强人的免疫力，阻断亚硝酸盐致癌物质的形成，从而预防癌症。

食疗药膳

金蒜鸡腿菇

配　方 鸡腿菇250克，蒜瓣150克，泡椒50克，泡椒汁、精盐、味精、葱油、食用油各适量。

制用法 ❶鸡腿菇洗净焯水。

❷炒锅中倒入油少许，放入蒜瓣煸成金黄色，加入泡椒、泡椒汁、精盐、味精、鸡腿菇炒至入味，淋葱油即可。

功效主治 解毒，助消化。

大蒜炒鸡蛋

配　方 鸡蛋3个，大蒜、精盐、黄酒、食用油、葱、姜各适量。

制用法 ❶将大蒜洗干净，切成段；将鸡蛋打匀，并放入精盐和黄酒。

❷锅里放油3汤匙油，油7成热时，放入切好的葱姜爆一下（如不喜欢吃葱姜，待葱姜香味爆出来后，取出丢掉，只留有葱姜味的油就可以了），将鸡蛋液倒入锅中，待稍成形后用铲子改成你喜欢的大小块，取出备用。

❸锅内放少许油，烧热后放入切好的大蒜，大火快速翻炒。大蒜八成熟

时放入刚才摊好的鸡蛋，加少许精盐翻炒几下，就可出锅装盘。

功效主治 补钙，增强抵抗力。

腊八蒜

配　方 大蒜250克，陈醋250毫升，白砂糖50克。

制用法 ❶将大蒜剥去衣，放进干净的容器里。

❷倒入陈醋到与蒜齐平，撒入白砂糖，摇匀。

❸盖上盖子密封好，冷藏15～20天，至蒜全部变绿，即可。

功效主治 消毒杀菌，开胃，利吸收。

木耳

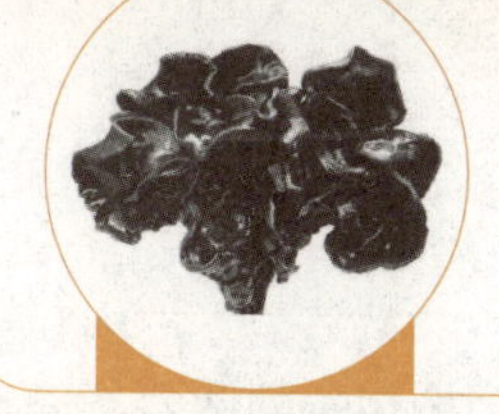

【别　　名】云耳、耳子、黑木耳、木娥、木茸、树鸡。

【性味归经】味甘，性平；入胃、肾经。

【分布区域】中国是木耳的主要生产国，产区主要分布在吉林、黑龙江、辽宁、内蒙古、广西、云南、贵州、四川、湖北、陕西和浙江等地，其中黑龙江省牡丹江地区海林市、东宁县和吉林省蛟河县黄松甸镇是中国最大的木耳种植基地。

营养价值

木耳含蛋白质、脂肪、多糖和钙、磷、铁等元素以及胡萝卜素、维生素B_1、维生素B_2、烟酸等，还含磷脂、固醇等营养素。木耳营养丰富，被誉为“菌中之冠”。每100克干品木耳中含蛋白质9.4克，糖类65.5克，钙357毫克，磷201毫克，铁185毫克。

养生功效

排除毒素 木耳中含有丰富的钙质和铁质，能吸收消化系统中的残质，并将其排除，故可防止淋巴炎等疾病；所含胶质能把残留在消化系统内的灰尘、杂质吸附集中起来，排出体外。

排出结石 木耳所含的发酵素和植物碱等物质可促进消化道与泌尿道各种腺体的分泌，并协同这些分泌物润滑组织器官，使结石排出。

燃脂瘦身 木耳所含的磷脂成分，能消耗体内脂肪，达到瘦身功效；另外，它还具有抗血小板凝集，缓和动脉硬化、预防冠心病的作用。

食疗药膳

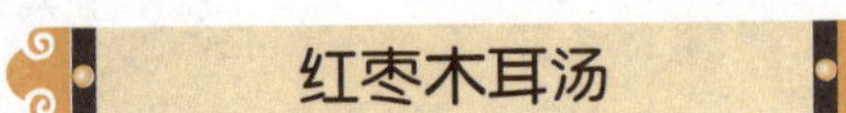

红枣木耳汤

配　方 木耳20克，红枣20颗，冰糖适量。

制用法 ①将木耳用温水泡发洗净，放入小碗中。

②加水、红枣和冰糖，再将碗置蒸锅中蒸1小时左右即成。

功效主治 补益血气，活血祛淤。

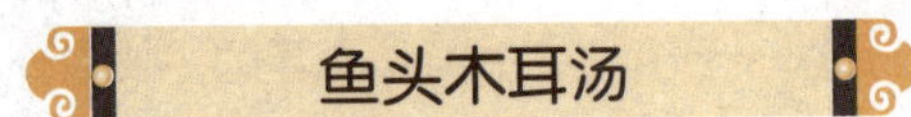

鱼头木耳汤

配　方 鱼头1个，冬瓜100克，油菜50克，水发木耳80克，精盐、味精、葱段、姜片、黄酒、胡椒粉、食用油各适量。

制用法 ①将鱼头刮净鳞、去鳃片，洗净，在颈肉两边各划两刀，放入盆内，抹上精盐；冬瓜切片，油菜切段，水发木耳择洗干净。

②油锅烧热，把鱼头沿锅边放入，煎至两面金黄时，烹入黄酒，加盖略焖，加精盐、葱段、姜片、清水，大火烧沸，盖上锅盖，小火焖20分钟；待鱼眼凸起，鱼皮起皱，汤汁呈乳白色而浓稠时，放入冬瓜、木耳、油菜、味精、胡椒粉，烧沸后即可。

功效主治 此菜是孕妇补充热能、营养和滋补的佳品，还有益于胎儿大脑和神经系统的发育。

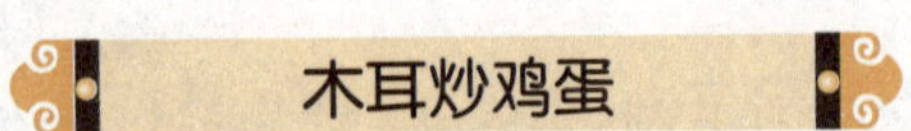

木耳炒鸡蛋

配　方 水发木耳250克，鸡蛋3个，精盐、食用油各适量。

制用法 ❶将水发木耳洗净，沥水；鸡蛋磕入碗内，搅匀。

❷油锅烧热，将鸡蛋倒入炒熟，盛出，另起油锅，放入沥干水的木耳，煸炒几下，再放入鸡蛋合炒，加精盐调味。

功效主治 本菜肴可健脑益智，改善记忆力，补充人体所需要的蛋白质、脂肪、维生素和铁、钙、钾等矿物质。

紫甘蓝

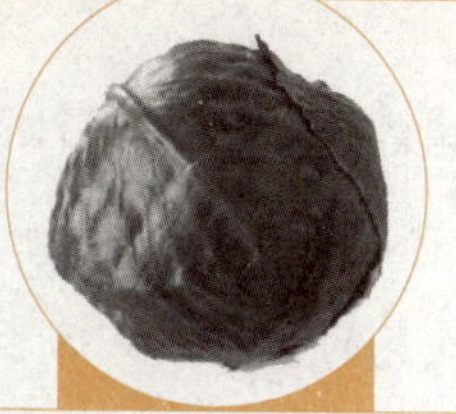

【别　　名】红甘蓝、赤甘蓝、紫包菜。

【性味归经】味甘，性平；入脾、胃经。

【分布区域】原产于地中海沿岸。我国各大城市近郊菜区均有种植。

营养价值

200 克甘蓝菜中所含有的维生素 C 的数量是一个柑橘的两倍。此外，这种蔬菜还能够给人体提供一定数量的具有重要作用的抗氧化剂——维生素 E 与 β-胡萝卜素。紫甘蓝还含有丰富的硫元素和铁元素。每 100 克紫甘蓝含胡萝卜素 0.11 毫克，维生素 B_1 0.04 毫克，维生素 B_2 0.04 毫克，维生素 C 39 毫克，烟酸 0.3 毫克，糖类 4%，蛋白质 1.3%，脂肪 0.3%，粗纤维 0.9%，钙 100 毫克，磷 56 毫克，铁 1.9 毫克。

养生功效

排除毒素 紫甘蓝富含重要矿物质碘和硫，有助于身体排毒，使肌肤柔软靓丽。

杀虫止痒 紫甘蓝含有丰富的硫元素，这种元素的主要作用是杀虫止痒，对于各种皮肤瘙痒、湿疹等疾患具有一定疗效，因而经常吃这类蔬菜对于维护皮肤健康十分有益。

促进肠蠕动，降胆固醇 紫甘蓝含有大量纤维素，能够增强胃肠功能，促进肠道蠕动，降低胆固醇水平。

食疗药膳

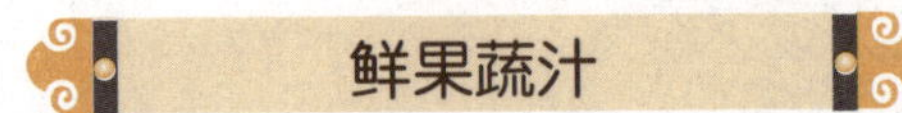

鲜果蔬汁

配　方 梨、苹果、猕猴桃、西芹、紫甘蓝各80克，蜂蜜适量。

制用法 ❶梨、苹果、猕猴桃均洗净去皮，切成小块；西芹洗净，切成条；紫甘蓝洗净，切丝。

❷将梨、苹果、猕猴桃、西芹、紫甘蓝一同放入榨汁机中，榨出汁液，加入蜂蜜调味即可。

功效主治 紫甘蓝中的铁元素，能够提高血液中氧气的含量，有助于机体对脂肪的燃烧，从而对于减肥大有裨益。这款果蔬汁还可补充维生素，强身健体。

糖醋紫甘蓝

配　方 紫甘蓝1个，盐1小勺，糖适量，醋1勺，辣椒丝少许。

制用法 紫甘蓝洗净，切成长条，加盐拌匀，腌一段时间后，挤去水分，放在碗中。将盐、糖、醋调成适合口味的汁，倒入放有紫甘蓝的碗内。锅加油，烧热，放辣椒丝爆出香味，捞出辣椒。将油浇在甘蓝上。

功效主治 杀虫止痒，维护皮肤健康。对于各种皮肤瘙痒、湿疹等疾患具有一定疗效。

紫甘蓝拌苦菊

配　方 苦菊一棵，紫甘蓝半棵，食用油、干辣椒、花胶、盐、鸡精、陈醋、糖、生抽、熟芝麻、香油各适量。

制用法 ❶苦菊先洗净后横竖切一下，紫甘蓝先切成丝后，再用水洗

2～3次（菜要生吃）。

②用小火热少许油（切忌少许），放入干辣椒和花椒，炸出香味后，把油淋入菜中。

③放盐、鸡精、陈醋、糖、几滴生抽、熟芝麻、香油，拌匀即可。

功效主治 消火降燥。

金针菇

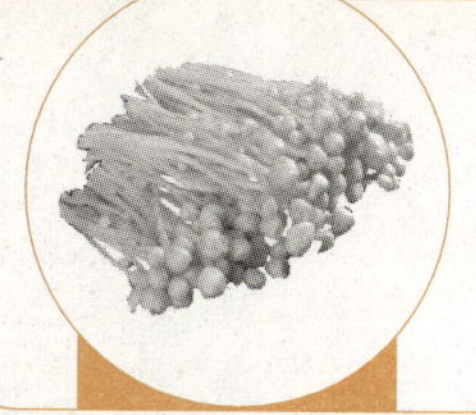

【别　　名】智力菇、金菇、朴菇、黄耳蕈、冻菌、构菌。

【性味归经】味甘，性平；入肺、胃、肾经。

【分布区域】金针菇在自然界广为分布，中国、日本、俄罗斯、欧洲、北美洲、澳大利亚等地均有分布。中国北起黑龙江，南至云南，东起江苏，西至新疆均适合金针菇的生长。

营养价值

鲜金针菇富含B族维生素、维生素C、糖类、矿物质、胡萝卜素、多种氨基酸、植物血凝素、多糖、牛磺酸、香菇嘌呤、麦冬甾醇、细胞溶解毒素、冬菇细胞毒素等。

养生功效

防治青春痘 金针菇富含胡萝卜素和锌，能协作控制皮脂腺分泌，防止毛囊角化，适用于青春痘的防治。

益智健脑 金针菇营养非常丰富，据测定，它所含的氨基酸的总量高于蘑菇，且它的含锌量也比较高，对增强智力尤其是对儿童的身高和智力发育有良好的作用，人称“智力菇”、“益智菇”。

促进消化 金针菇中以粗蛋白质、粗脂肪和膳食纤维素较多，能促进胃肠的蠕动，将体内废物及时排出体外，有利于帮助消化和防治便秘。

食疗药膳

双鲜拌金针菇

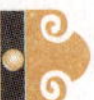

配　方　金针菇 300 克，鲜鱿鱼 100 克，熟鸡胸肉 150 克，姜片、精盐、高汤、香油各适量。

制用法　❶金针菇洗净，汆烫，沥干水分，盛入碗内。

❷鲜鱿鱼去外膜，洗净，切细丝，与姜片一并下沸水锅汆烫至熟，捞起。

❸将熟鸡胸肉切成细丝，与鱿鱼丝一同放入金针菇碗内，加高汤、精盐、香油拌匀即成。

功效主治　具有抗疲劳、抗菌消炎的作用。

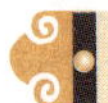

金针菇糯米粥

配　方　金针菇 50 克，糯米 80 克，葱花、精盐各适量。

制用法　❶金针菇洗净，放入开水锅中汆烫至熟；糯米淘洗干净，放入清水中浸泡 3 小时。

❷另起一锅，将糯米与适量清水放入锅中煮粥，待粥将熟时放入葱花、精盐搅拌均匀，最后放入金针菇，再焖一会儿即可。

功效主治　此粥尤其适合气血不足、营养不良的儿童食用，能提高儿童智力，促进儿童生长发育，适用于儿童发育迟缓、智力低下等证。

金针菇炒鸡蛋

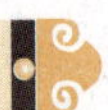

配　方　金针菇 300 克，鸡蛋 100 克，大葱 20 克，橄榄油 30 克，精盐、大蒜、酱油各适量。

制用法　❶金针菇稍微切去点老根，洗净沥干水，然后对半切一下；鸡蛋打散，加点精盐，搅拌均匀。

❷油锅烧热，倒入蛋液。小火慢煎到蛋液底部凝固，翻身再煎 15 秒，弄碎蛋饼盛出来待用。

③再起油锅。下葱花、蒜泥爆香，倒入金针菇翻炒几下。倒入待用的鸡蛋，炒至金针菇变软后，加点酱油，精盐，炒匀，最后加点葱花起锅即可。

功效主治 金针菇是菇类中的益智菇，因为当中含锌量比较高，有促进儿童智力发育和健脑的作用，非常适合儿童食用。此外，经常食用金针菇，不仅可以预防和治疗肝脏病及胃、肠道溃疡，而且也适合高血压患者、肥胖者和中老年人食用，这主要是因为它是一种高钾低钠食品。

卷心菜

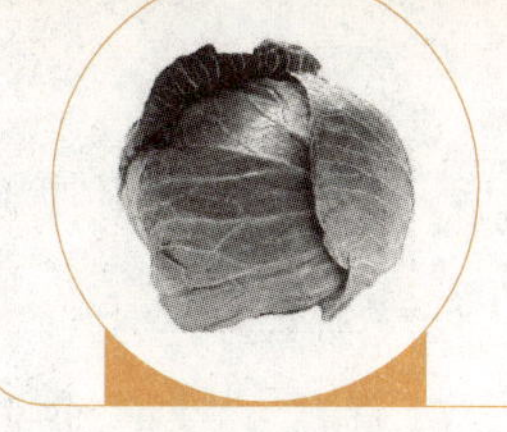

【别　　名】莲花白、圆白菜、莲白、洋白菜。

【性味归经】味甘，性平；入脾、胃经。

【分布区域】原产于欧洲地中海地区，我国各地都有栽培。

营养价值

卷心菜富含维生素 C、维生素 B_6、叶酸和钾，烹制后也含有丰富的维生素 C、钾和叶酸。卷心菜是钾的良好来源。日本科学家认为，卷心菜的防衰老、抗氧化效果与芦笋、菜花同样处在较高的水平。卷心菜的营养价值与大白菜相差无几，其中维生素 C 的含量还要高出 1 倍左右。此外，卷心菜富含叶酸，是怀孕的妇女贫血患者的优质选择。

养生功效

改善肤质 卷心菜富含强有力的抗氧化剂，能改善易长粉刺的油性皮肤，对所有肤质都有益处。

抑菌消炎 新鲜的卷心菜还可以辅助治疗咽喉疼痛、外伤肿痛、蚊虫叮咬、胃痛牙痛等不适症状，这主要得益于新鲜卷心菜具有显著的抑菌、消炎作用。

防癌 卷心菜中含有能分解亚硝酸胺的酶，可消除亚硝酸胺的致突变作用，因此卷心菜是很好的防癌蔬菜。

食疗药膳

蔬菜沙拉

配　方 卷心菜200克，番茄80克，小黄瓜60克，青椒30克，色拉油15克，精盐2克，柠檬汁20克，蜂蜜10克。

制用法 ❶把卷心菜、番茄、小黄瓜、青椒分别洗净；卷心菜、番茄切片，青椒切环片。

❷把切好的材料混拌匀，放在盘子中，备用。最后，把所有的调味料（色拉油、精盐、柠檬汁、蜂蜜）混合，搅拌均匀，淋在蔬菜上就可以了。

功效主治 本品含有丰富的胡萝卜素、钙和磷，可促进青少年骨骼发育。

卷心菜包肝片

配　方 新鲜猪肝250克，鸡蛋3个，卷心菜叶150克，精盐、味精、黄酒、淀粉、面粉、食用油各适量。

制用法 ❶将猪肝洗净，切成薄片，放入碗中，加适量精盐、味精、黄酒、淀粉抓揉均匀；再将卷心菜叶洗净（保持其完整），入沸水锅中烫软取出，清水过凉后切成大小约20平方厘米的卷心菜片。

❷另取1碗打入鸡蛋清，加适量干淀粉拌成稀糊。将卷心菜片铺放在案板上，抹一层蛋清稀糊、猪肝片分成6份，逐一放在卷心菜叶片上，包裹成长短、粗细一致的卷坯，蘸上一层薄薄的干面粉。

❸炒锅置火上，加油烧至6成热，将生肝片卷坯入锅，小火炸至外酥里

透，捞出沥油，切成约3厘米长的段，码在盘内即成。

功效主治 养肝，补血。

虾皮卷心菜

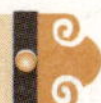

配　方 卷心菜300克，虾皮30克，蒜末、精盐、辣椒油、鸡精、香油各适量。

制用法 ①卷心菜洗净切块；虾皮用温水浸泡。

②锅置火上，加入适量清水烧沸，放入卷心菜焯水，倒入漏勺沥去水分，放入盘中，放上虾皮。

③将蒜末、精盐、辣椒油、鸡精、香油调成味汁，与虾皮、卷心菜拌匀即可。

功效主治 补钙，润肠。

土豆

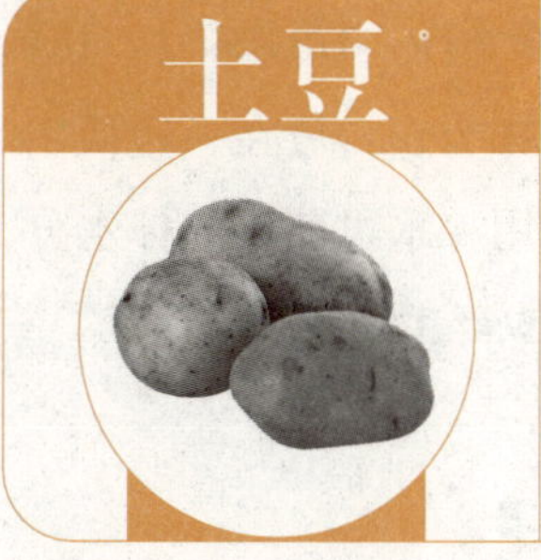

【别　　名】马铃薯、洋芋、山药蛋。

【性味归经】味甘，性平、微凉；入脾、胃、大肠经。

【分布区域】原产于南美洲安第斯山地的高山区，人工栽培历史最早可追溯到大约公元前8000年到公元前5000年的秘鲁南部地区。土豆主要生产国有中国、俄罗斯、印度、乌克兰、美国等。中国是世界土豆总产量最高的国家。

营养价值

土豆中的蛋白质优于大豆，最接近动物蛋白。土豆还含丰富的赖氨酸和色氨酸，这是一般粮食不可比的。土豆还是富含钾、锌、铁的食物，其所含的钾可预防脑血管破裂。土豆所含的蛋白质和维生素C均为苹果的10倍，维生素B_1、B_2、铁和磷的含量也比苹果高得多。从营养角度看，它的总营养价值相当于苹果的3.5倍。

养生功效

美肤排毒 土豆含有丰富的 B 族维生素及大量的优质纤维素，还含有微量元素、蛋白质、脂肪和优质淀粉等营养元素。这些成分在抗老防病过程中有着重要的作用，能有效帮助女性身体排毒。其中丰富的维生素 C 还能让女性回复美白肌肤。

润肠通便 土豆中丰富的膳食纤维，可促进胃肠蠕动，加速胆固醇在肠道内的代谢，适用于辅助治疗习惯性便秘和预防胆固醇增高。

降压，利水消肿 土豆所含的钾能取代体内的钠，同时能将钠排出体外，有利于高血压和肾炎水肿患者的康复。

食疗药膳

凉拌土豆丝

配　方 新鲜土豆 2 个，干红辣椒 3 个，精盐、味精、醋、食用油各适量。

制用法 土豆洗净，去皮，切成细丝，用清水洗干净，控掉水分。在锅里加入少量食用油，烧热，将红辣椒放进去，炸出香味为止，放在一边待用。锅中加清水烧开，待土豆丝下锅微焯，立刻捞出，再用冷水过凉，控掉水分，盛盘。将炸好的辣椒油、少许醋、精盐、味精撒在土豆丝上，拌匀。

功效主治 宽肠通便，降脂降糖。

土豆烧牛肉

配　方 牛肉 300 克，土豆 200 克，食用油、葱段、姜片、精盐各适量。

制用法 ①牛肉洗净，切成小块；土豆洗净，去皮，切块。

②油锅烧热，下入牛肉煸炒，加入葱段、姜片，并加入水，没过牛肉块，盖上锅盖，用小火炖至牛肉快烂时，加入精盐、土豆再炖，炖至牛肉、土豆熟烂而入味时即可。

功效主治 此菜肴牛肉可补铁、养肝、明目。

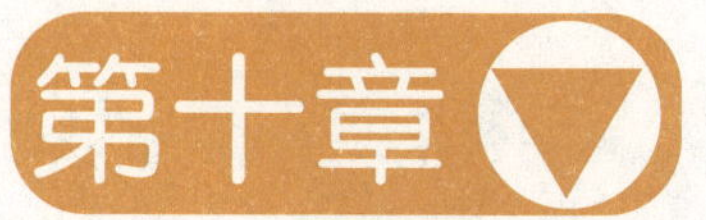

第十章 美容养颜，绽放光彩

牛油果

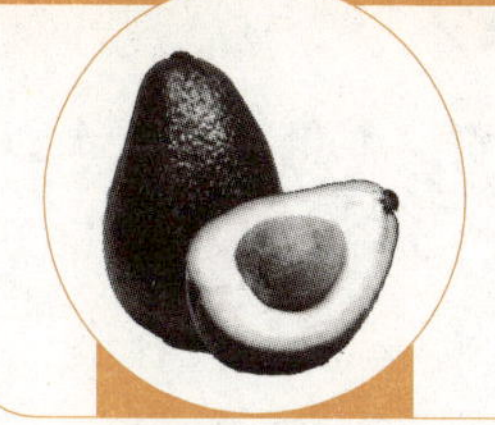

【别　　名】油梨、樟梨、鳄梨。

【性味归经】性平，味甘；入胃、心、肺经。

【分布区域】原产热带美洲；我国广东（广州、汕头）、海南（海口）、福建（福州、漳州）、台湾、云南（西双版纳）及四川（西昌）等地都有少量栽培。菲律宾、欧洲中部等地亦有栽培。

营养价值

牛油果是一种营养价值很高的水果，含多种维生素、丰富的脂肪酸和蛋白质，钠、钾、镁、钙等含量也高，营养价值与奶油相当，有“森林奶油”的美誉。除作生果食用外也可做成菜肴和罐头。牛油果还富含钾、叶酸以及丰富的维生素 B_6，也含有多种矿质元素（钾、钙、铁、镁、磷、钠、锌、铜、锰、硒等）、膳食纤维。每 100 克牛油果中，水分占 74.3%，含蛋白质 2 克、脂肪 15.3 克和糖类 7.4 克，能提供 673.9 千焦的热量，是一种高能低糖水果。

养生功效

滋润肌肤 牛油果含有丰富的甘油酸、蛋白质和维生素，润而不腻，是天然的抗氧化剂，不仅能柔软和滋润肌肤，还能收缩粗大的毛孔。用 1/4 个牛油果混合 1 茶匙牛奶，捣成糊状，可作面膜敷脸，尤其适合干性皮肤，能有效滋润肌肤。

降低胆固醇 牛油果中含有的油酸是一种单不饱和脂肪，可代替膳食中的饱和脂肪，故有降低胆固醇的功效。

保护眼睛 牛油果中富含维生素 A、E 和 B_2，这些营养成分对眼睛很有益，经常对电脑的白领们可以多吃。

健胃清肠 牛油果脂肪含量很高，其含有大量的酶，有健胃清肠的作用，并具有降低胆固醇和血脂，保护心血管和肝脏系统等重要生理功能。

食疗药膳

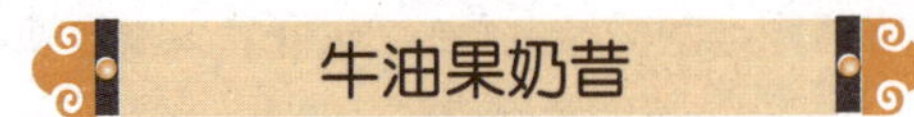

牛油果奶昔

配　方 牛油果 1 个，苹果 1 个，低脂奶 200 毫升，果糖适量，水 200 毫升。

制用法 ❶牛油果、苹果去皮，洗净备用；

❷将牛油果及苹果放入果汁机内，加入低脂奶及水打匀，再加入适量的果糖调味即可。

功效主治 丰胸，养颜。

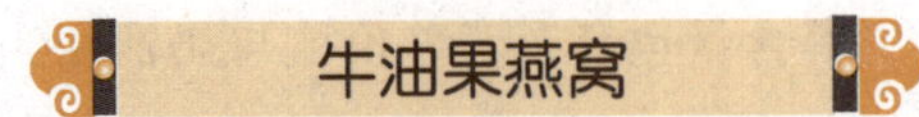

牛油果燕窝

配　方 牛油果 1 个，燕窝 1 盏，椰奶、炼奶各适量。

制用法 ❶牛油果用料理机打成酱，打的时候加入适量的椰奶，用于调味，使牛油果酱有甜味，顺便把牛油果那个涩味去除，打好后放回牛油果的果皮里。

❷燕窝下锅，加少许水炖半个小时。出锅后平铺到牛油果上，搅拌均匀，加炼奶调味即可食用。

功效主治 美容养颜，健胃清肠。

牛油果沙拉

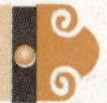

配　方 牛油果2个，奶酪100克，生菜50克，甜玉米罐头100克，苹果醋20毫升，橄榄油10毫升，精盐3克，黑胡椒粉3克。

制用法 ❶牛油果去皮，切滚刀块，放入大沙拉碗中备用。

❷将奶酪切成约1立方厘米大小的小块，加入到沙拉碗中。

❸生菜清水洗净，手撕成小块，加入到沙拉碗中；玉米粒加入到沙拉碗中。

❹将精盐、胡椒粉、橄榄油以及苹果醋混合均匀制汁。淋入沙拉碗，均匀混合，装盘即可。

功效主治 健胃清肠，降低胆固醇。

葡萄

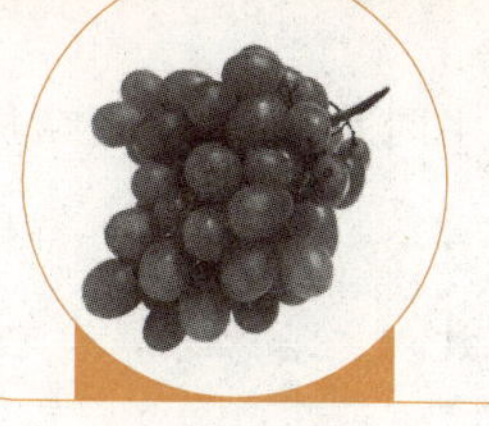

【别　　名】草龙珠、蒲桃、山葫芦。

【性味归经】味甘、酸，性平；入肺、肾经。

【分布区域】原产于亚洲西部地区，世界上大部分葡萄园分布在北纬20°～52°之间及南纬30°～45°之间，且绝大部分分布在北半球。

营养价值

葡萄的营养价值较高，其含有丰富的糖，且主要成分是葡萄糖，其中很大一部分可以轻易被人体直接吸收，因此，葡萄对于消化出现问题的人有健胃消食的作用。另外，葡萄中含有矿物质钙、钾、磷、铁以及维生素B_1、维生素B_2、维生素B_6、维生素C和维生素P等，同时，还含有氨基酸等物质。

养生功效

美容养颜 葡萄堪称水果界的美容大王，其含有大量葡萄多酚，具有抗氧化功能，能阻断游离基因增生，有效延缓衰老。它还含单宁酸，柠檬酸，有强烈的收敛效果及柔软保湿作用。另外，葡萄果肉蕴含维生素 B_3 及丰富矿物质，可深层滋润、抗衰老及促进皮肤细胞更生。

预防血栓 现代研究发现，葡萄具有比阿斯匹林更好的阻止血栓形成的作用，同时，对于人体血清胆固醇也能有效地降低，对心脑血管病有很好的防治效果。

缓解低血糖 葡萄中拥有大量的糖分，而这些糖分中主要是葡萄糖，可以迅速被人体吸收。所以，低血糖的人多吃葡萄有助于缓解病症。

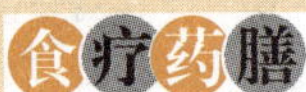

食疗药膳

鸡蛋葡萄酒

配　方 葡萄酒 25 毫升，鸡蛋 1 个，白糖 1 匙。

制用法 ①将葡萄酒倒入锅内，蒸发掉酒精。

②在锅内打入 1 个鸡蛋，搅散，加 1 匙白糖。服用时加开水冲淡饮用，然后盖被休息。

功效主治 对鼻塞、流鼻涕、喉咙痛等症状有疗效。主治感冒。

三汁饮

配　方 葡萄、藕、生地黄各 100 克，蜂蜜 50 克。

制用法 ①将葡萄、藕洗净，榨汁，备用。

②将生地黄放入沙锅中，加水小火煎煮半小时，取汁冲入葡萄汁和藕汁中，加入蜂蜜。分 2 次于饭前服用。

功效主治 清热利水、通淋。适合前列腺炎患者饮用。

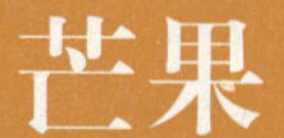

芒果

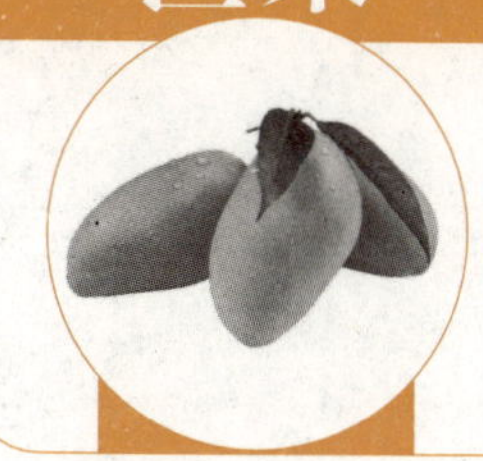

【别　　名】庵罗果、檬果、蜜望子、香盖。

【性味归经】味甘、酸，性平，无毒；入肝、脾经。

【分布区域】分布于印度、墨西哥、巴基斯坦、泰国、中国、印度尼西亚、菲律宾、海地、刚果等国。

营养价值

芒果含有极高的水分。其未成熟的果实中含有淀粉，等到成熟后可以转为糖。芒果果肉含糖、可溶性固形物，以及大量的蛋白质、芒果酮酸、维生素A、B族维生素、维生素C、胡萝卜素及多种人体所需要的钙、磷、铁等矿物质。

养生功效

美化肌肤 在芒果中含有丰富的维生素，可以有效补充人体所缺，起到滋润肌肤的作用。

防治心血管疾病 芒果中含有大量的维生素C，并且能够在加热后依然保持较高的含量。因此，经常吃芒果能够补充人体所缺少的维生素C，降低胆固醇、甘油三酯，对于防治心血管疾病有显著的效果。

抗癌 芒果含有丰富的维生素A，这种物质对防癌、抗癌有非常好的效果。

食疗药膳

芒果粟米饭

配　方 芒果2个，粟米150克，白糖120克，杂鲜果适量。

制用法 ❶将粟米洗净，放入清水中浸泡 2 个小时，用小筛盛起，晾干，再放入沸水中煮至浮起呈透明状，捞起冲凉水，沥干。

❷将芒果去皮及核，同凉开水、白糖放搅拌器内搅成芒果汁。将煮熟的粟米与芒果汁拌匀，分盛于碗中，表面铺杂鲜果，晾凉后即可食用。

功效主治 本品有美容养颜、养胃益气之功效。

芒果鲔鱼沙拉

配　方 鲔鱼罐头 1 罐，芒果 200 克，生菜、拉酱各适量。

制用法 ❶将生菜洗净，切丝，放入水中泡 15 分钟，沥干备用。

❷将芒果洗净，去皮、切丁。把鲔鱼沥除油脂，和芒果丁、沙拉酱混合拌匀，倒入生菜丝拌匀即可。

功效主治 此色拉口味新鲜，营养美味，有助消化、排毒的作用。

橄榄

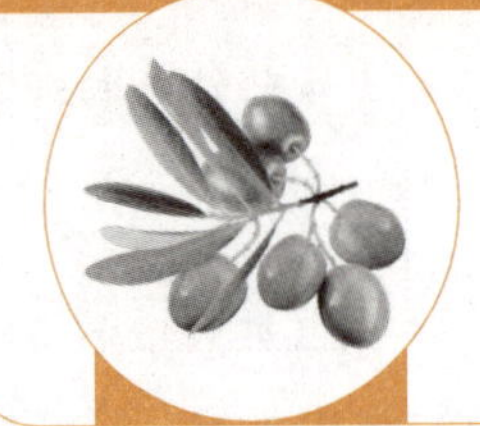

【别　　名】甘榄、白榄、青果、青子。

【性味归经】味甘、酸，性平；入脾、胃经。

【分布区域】原产于地中海地区，我国闽江流域福州和广东潮州一带有橄榄出产，以闽清、闽侯、福州的比较著名。另外，闽东某些温暖湿润的地方有零星橄榄树。

营养价值

橄榄营养丰富，含有 17 种人体所需要的氨基酸，果肉内含蛋白质、糖类、脂肪、维生素 C 以及钙、磷、铁等矿物质。

养生功效

护肤养颜 由树叶到果实，橄榄树全身都能提炼出护肤精华。橄榄叶精华

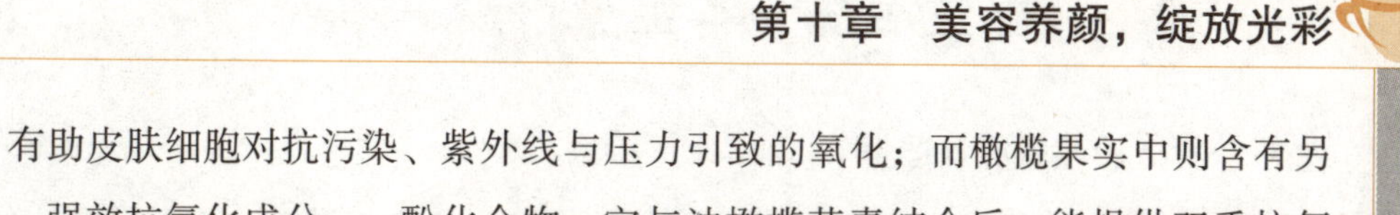

有助皮肤细胞对抗污染、紫外线与压力引致的氧化；而橄榄果实中则含有另一强效抗氧化成分——酚化合物，它与油橄榄苦素结合后，能提供双重抗氧化修护。

清热解毒 橄榄含大量鞣酸、香树脂醇、挥发油等，性清凉，有清热解毒之功，可用于解食物中毒、醉酒等，并可安神定志。

润肺止咳、利咽消肿 橄榄含大量鞣酸、挥发油、香树脂醇等，有润肺止咳、滋润咽喉、抗炎消肿作用，常食可润喉，对咽喉肿痛、肺热咳嗽、咯血有疗效。

食疗药膳

橄榄粥

配　方 橄榄10颗，大米100克，白砂糖适量。

制用法 ❶橄榄洗净，去核；大米淘净，浸泡半小时。

❷锅中加入1000毫升清水，放入大米，大火煮沸，放入橄榄肉，改用小火煮至粥熟，放白砂糖调味即可。

功效主治 橄榄有清热解毒、生津利咽、润肺祛痰等功效；蜂蜜有清热解毒、润燥止痛等功效。此粥可预防感冒及流行性感冒。

柚皮炖橄榄

配　方 橄榄20克，柚子皮10克。

制用法 将柚子皮洗净切碎，放入锅内加水750毫升，煮熟后去渣取汁约500毫升。投入洗净橄榄，置陶瓷盛器内，用大火蒸至橄榄熟透，即可随意服用。每日服完，7日为1个疗程。

功效主治 本品具有和中、降逆的作用。

橄榄螺头汤

配　方 橄榄、猪瘦肉各150克，海螺头400克，姜片、鸡汤、精盐、

味精、胡椒粉、黄酒各适量。

制用法 海螺头去黑斑，洗净；橄榄拍破；猪瘦肉洗净，切丝，焯水。沙锅内放入海螺头、橄榄、猪瘦肉，注入鸡汤，放入姜片、黄酒，加盖，上笼蒸90分钟左右，加精盐、味精、胡椒粉调味即成。每周食用1次。

功效主治 润肺滋阴、清肺利咽、祛痰理气、清热解毒。

甜菜

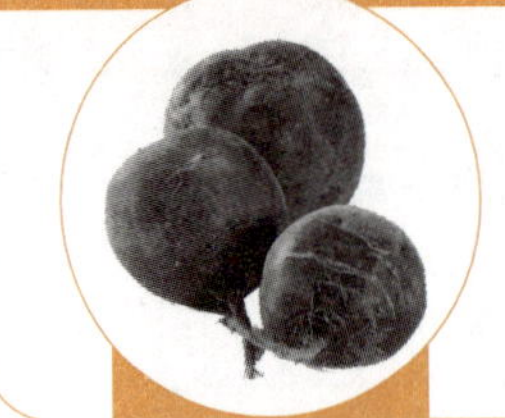

【别　　名】莙菜、红菜头。

【性味归经】性平、微凉，味苦；入脾经。

【分布区域】主产国是乌克兰、俄罗斯、美国、法国、波兰、德国、土耳其、意大利、罗马尼亚和英国。原产于欧洲西部和南部沿海，从瑞典移植到西班牙。大约在公元1500年左右从阿拉伯国家传入中国。1906年糖用甜菜引进中国。

营养价值

甜菜含有丰富的钾、磷、钠、铁、镁、糖分和维生素A、C以及维生素B_8。甜菜根中含有自然红色维生素B_{12}和优质的铁质，是妇女与素食者补血的最佳自然营养品。甜菜的块根及叶子中含有一种甜菜碱成分，是其他蔬菜所没有的。每100克甜菜食用部分含蛋白质1.5克，糖类8～15克，脂肪0.1克，纤维素0.8克，维生素B_1 0.05毫克，维生素B_2 0.07毫克，维生素C 27毫克，维生素E 11毫克，钙13毫克，磷55毫克，铁0.5毫克，铜2.3毫克，锌0.3毫克，钾354.6毫克。此外，还含人体所必需的多种氨基酸等营养物质。

养生功效

去皱润肤 甜菜堪称“美容食品”，有助于减少皮肤瑕疵、滋润皮肤、预防皱纹。甜菜中的关键物质甜菜碱可促进脂肪代谢，控制体重的同时还有助于增强皮肤光滑度、清晰度和柔软度。

抗感染 甜菜含有特殊的矿物化合物和植物化合物，能抗感染，增加细胞含氧量，治疗血液病，肝病及免疫系统功能紊乱。

预防贫血 甜菜中含有对人体非常好的叶酸，而这种元素是预防贫血的重要物质之一，并且还有抗癌、防止高血压和阿尔茨海默病的作用。

食疗药膳

蒜蓉甜菜

配　方 甜菜1棵，木耳1把，精盐、醋、鸡精、蒜、干辣椒、生抽、橄榄油、白糖、白芝麻、香油各适量。

制用法 ❶甜菜根去皮，叶茎切段，水开后放点精盐，按根、茎、叶的顺序下锅焯一下捞出，根可以稍为多焯点时间，叶子下锅后稍焯一下就必须捞出，过冷水挤干，根切丝。

❷橄榄油起油锅，入蒜泥、干辣椒、木耳、生抽、白糖、鸡精，关火，下焯好的甜菜，沿锅边下少许醋，拌匀，出锅，装盆。

❸撒上熟白芝麻，淋上香油即可。

功效主治 促进肠胃蠕动，防治便秘。

清炒甜菜

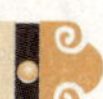

配　方 甜菜叶500克，干腌菜50克，红辣椒30克，大蒜、香油、食用油、精盐、味精各适量。

制用法 ❶将甜菜老叶和筋剥去洗净，切成约2厘米宽、3厘米见方的块，入沸水锅内焯水，捞出沥净水分；把干腌菜老的叶、茎摘去洗净，切成短段；红辣椒去蒂去子切成小粒；大蒜切末。

❷锅置大火上，放入食用油，烧到六成热时，下入蒜末、红辣椒粒、腌菜段炒香，再放入甜菜、加精盐、味精翻炒入味，淋香油，出锅装盘即可。

功效主治 健脾开胃，调理便秘，减肥瘦身。

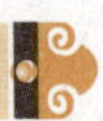

拌甜菜丝

配　方 甜菜叶300克，杏仁罐头50克，辣酱油15克，白糖25克，辣椒25克，醋15克，香油、精盐少许。

制用法 ❶先将甜菜叶洗干净，切成丝，放入清水中烫熟，辣椒洗净切丝，开水焯一下。

❷把甜菜丝、杏仁、辣椒丝放入一大盘内，加上白糖、精盐、醋、辣酱油、香油拌匀即可。

功效主治 美容养颜，清爽开胃。

茭白

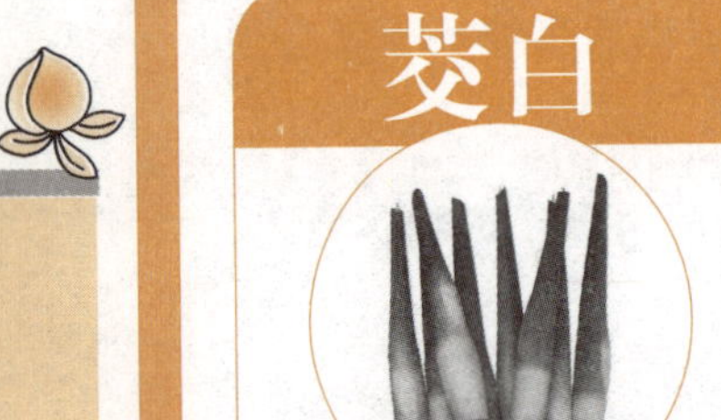

【别　　名】茭笋、菰笋、茭瓜。

【性味归经】味甘，性凉；入脾、胃经。

【分布区域】茭白原产于中国及东南亚。我国河北、江苏、浙江、安徽、江西、福建、台湾、香港、河南、湖南、湖北、海南、广东、广西、四川、云南、黑龙江等地均有生长。

营养价值

茭白营养丰富，含蛋白质、脂肪、糖类、膳食纤维、维生素A、胡萝卜素、维生素B_1、维生素B_2、烟酸、维生素C、维生素E、钙、磷、钠、镁、铁、锌、硒等。

养生功效

抑制黑色素 茭白能清除体内的活性氧，抑制酪氨酸酶活性，从而可阻止黑色素生成。它还能软化皮肤表面的角质层，使皮肤润滑细腻。

清热利尿，止淋，退黄疸 茭白性寒滑利，有清热利尿之功，可用于泌尿

系感染的治疗，可改善少尿、尿频、尿急、尿痛的症状。茭白还可利尿退黄，用于黄疸症的治疗。

利尿消肿，降压 茭白有很好的利尿作用，可用于水肿、高血压的辅助治疗。

食疗药膳

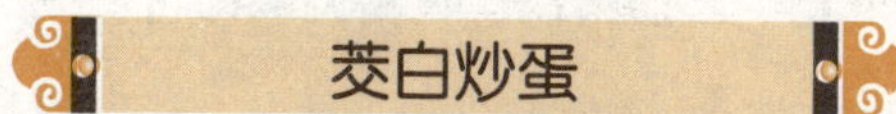

茭白炒蛋

配　方 茭白250克，鸡蛋3个，熟猪油、精盐、味精、白汤各适量。

制用法 ①将茭白去皮、切成约3厘米长的细丝；鸡蛋去壳入碗中，加入精盐、味精调匀；将炒锅放在大火上，倒进熟猪油，将油烧至六成热，放入茭白丝。

②随即搅动颠翻2次，放入精盐、白汤，待熟盛入盆中；把炒锅仍置大火上，加入熟猪油，待油五成热，把蛋倒入锅内，同时将炒过的茭白一同放入炒拌，使茭白丝和蛋松碎即成。

功效主治 此肴具有开胃解酒的功效，适合食欲不佳者及醉酒者食用。

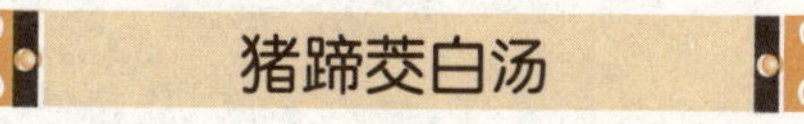

猪蹄茭白汤

配　方 猪蹄1个，茭白50克，葱段、精盐、黄酒各适量。

制用法 ①猪蹄用沸水氽烫，刮去浮沫，用小镊子拔去毛，并反复冲洗干净。

②将猪蹄、黄酒、葱段一同放入锅内，加适量清水，大火煮沸，撇去浮沫，改用小火将猪蹄炖至酥烂，然后放入切好的茭白片，再煮5分钟，加入精盐调匀即可。

功效主治 此汤是传统的催乳佳品，适用于妈妈产后乳汁不足或无乳。

青红椒炒茭白

配　方 茭白2根，青椒、红椒各1个，葱白1根，食用油、蒜、精盐、鸡精各适量。

制用法 将茭白去皮洗净切丝；青、红椒洗净切丝；葱白切丝；蒜切末。炒锅中放油烧至5成热后下蒜末、葱丝，炸出香味后下茭白炒软，再加入青、红椒丝一同炒至断生，加精盐、鸡精调味即可。

功效主治 清热、排毒。

第十一章

美白祛斑，击退暗沉

火龙果

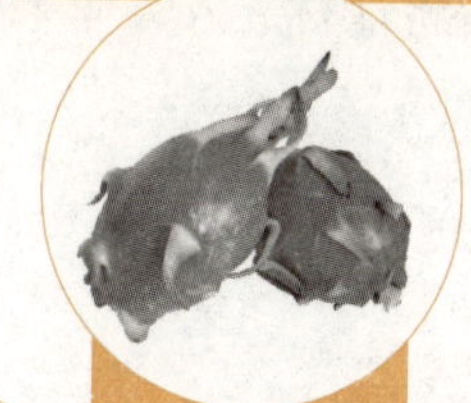

【别　　名】红龙果、青龙果、芝麻果。

【性味归经】味甘，性凉；入肺、胃、大肠经。

【分布区域】原产地中美洲的哥斯达黎加、危地马拉、巴拿马、厄瓜多尔、古巴、哥伦比亚等地。后传入越南、泰国等东南亚国家和中国的台湾、海南、广西、广东、福建、云南等省区。

营养价值

火龙果是一种绿色、环保果品和具有一定疗效的保健养分食品。每100克火龙果果肉中，含水分83.75克，灰分0.34克，粗脂肪0.17克，粗蛋白0.62克，粗纤维1.21克，糖类13.91克，热量59.65千卡，膳食纤维1.62克，维生素C 5.22毫克，果糖2.83克，葡萄糖7.83克，钙6.3~8.8毫克，磷30.2~36.1毫克，铁0.55~0.65毫克及大量花青素、水溶性膳食蛋白、植物白蛋白等。

养生功效

美白皮肤 火龙果中含有美白皮肤的维生素C以及丰富的具有减肥、降低血糖和润肠作用的水溶性膳食纤维，常食可润肤养颜、明目。

抗氧化，抗衰老 火龙果除了含丰富的白蛋白外，还含花青素，具有抗氧化、抗自由基、抗衰老的作用，还能预防脑细胞坏死，抑制阿尔茨海默病的发生。

刺激胃肠蠕动 火龙果含有丰富的膳食纤维，可以刺激胃肠蠕动，加快胃肠排空时间，治疗便秘，预防大肠癌。

食疗药膳

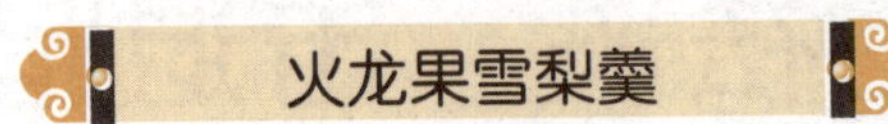

火龙果雪梨羹

配　方 火龙果、雪梨各1个，银耳、木耳各3朵，冰糖适量。

制用法 ❶将银耳、木耳洗净，火龙果取果肉切粒，果壳备用，雪梨去皮及核后切成块状。

❷将上述用料及冰糖放入锅中小火炖1小时，然后将食材放入火龙果壳中即可。

功效主治 排毒减肥，美白肌肤。

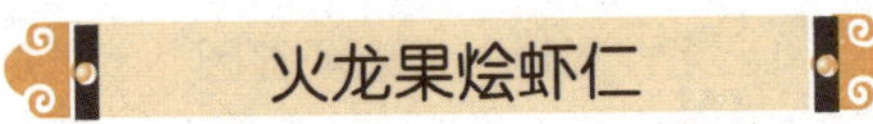

火龙果烩虾仁

配　方 虾250克，火龙果半个，精盐、鸡精、鸡蛋清、葱、生姜、淀粉、食用油各适量。

制用法 ❶虾去外壳、腥线，流水冲洗干净，加入精盐、淀粉、生姜、鸡蛋清腌渍15分钟。

❷火龙果对半切开取出半边果肉切块；葱切小段备用。

❸锅内加油烧热放入腌渍好的虾仁滑熟捞出。锅内留油下葱段炒香，加入火龙果块炒匀，再加入虾仁炒至入味。最后再鸡精炒匀即可出锅装盘。

功效主治 补肾壮阳，开胃。

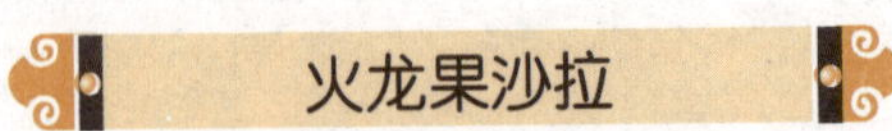

火龙果沙拉

配　方 火龙果180克，柠檬沙拉酱25克，橙汁50克。

制用法 ❶将火龙果去皮起肉，切成丁，盛入容器内待用。

❷把橙汁淋入火龙果四周，最后浇上柠檬沙拉酱，即可食用。

功效主治 降脂通便，对胃脘饱胀有很好的疗效。

樱桃

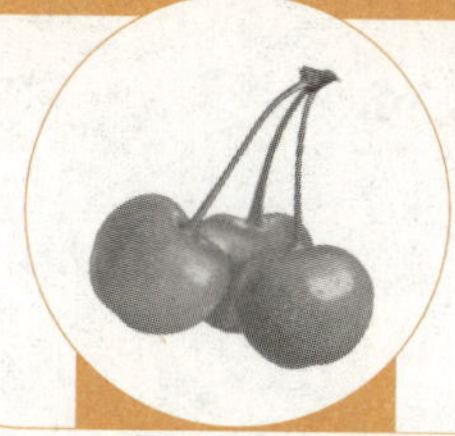

【别　　名】含桃、朱果、朱樱、樱珠、家樱桃。

【性味归经】味甘、酸，性温；入脾、肾、胃、心、肝经。

【分布区域】世界上樱桃主要分布在美国、加拿大、智利、大洋洲、欧洲等地。中国主要产地有山东、安徽、江苏、浙江、河南、甘肃、陕西等。

营养价值

樱桃铁的含量较高，每100克樱桃中含铁量多达59毫克，居于水果首位。维生素A含量比葡萄、苹果、橘子多4～5倍。胡萝卜素含量比葡萄、苹果、橘子多4～5倍。此外，樱桃中还含有B族维生素、维生素C及钙、磷等矿物质元素。

养生功效

美白祛黑 樱桃中丰富的维生素C能滋润、嫩白皮肤，有效抵抗黑色素的形成。另外，樱桃中所含的果酸还能促进角质层的形成。

补血补肾，调理肠胃 樱桃是含铁及胡萝卜素较多的一种水果，它的营养非常丰富，对气血较虚的人能起到补血补肾的作用，饭前食用200～300克可以调理肠胃功能，对消化功能差的人很有好处。

保护血管、利尿降压 樱桃富含类黄酮，可清理血管，减少心血管疾病的发生；而其所含的维生素P，则能降低毛细血管通透性、利尿降压。

食疗药膳

樱桃玫瑰粥

配　方 玫瑰花4朵，粳米100克，樱桃12颗，白糖适量。

制用法 ❶将玫瑰花瓣洗净，粳米淘洗干净。

❷在瓦煲中放入适量清水，用大火烧开后放入粳米，以小火煲至粳米烂熟，再加入玫瑰花、樱桃、白糖，继续煲10分钟即可。

功效主治 樱桃含维生素C丰富，能在防治贫血的同时增强体质。

蜜枣樱桃扒山药

配　方 山药500克，蜜枣150克，罐头樱桃10颗，白糖、桂花卤、水淀粉、食用油各适量。

制用法 ❶山药去皮，洗净煮熟，切片，蜜枣用热水洗净，切成两半，去核；樱桃去核备用。

❷在扣碗内抹上食用油，放上樱桃，蜜枣围在樱桃周围，码入山药，撒少许白糖，再加入桂花卤，上锅蒸熟。

❸取出扣碗，扣入盘内。

❹锅内倒清水，加白糖烧至溶化，淋入水淀粉勾薄芡，倒入山药盘内即可。

功效主治 补血、安神、益气。适合失眠者食用。

樱桃葡萄酒汤

配　方 葡萄酒200毫升，樱桃500克，酸奶200克，白糖适量。

制用法 ❶将白糖、400毫升水和葡萄酒放在锅中加热；樱桃洗净，放入热水中煮5～10分钟，备用。

❷将酸奶和白糖搅匀，淋在冷却的葡萄酒汤上，再放入煮好的樱桃点缀即可。

功效主治 有效预防心脏病，对儿童大脑发育有益，还可延缓眼睛的老化。

大白菜

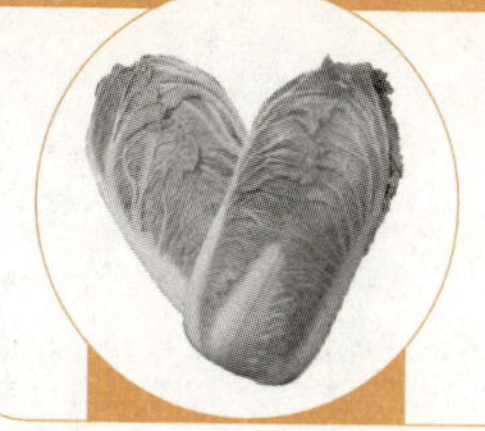

【别　　名】胶菜、绍菜、黄芽菜、包菜、黄芽菜。

【性味归经】味甘，性微寒；入肺、胃、大肠经。

【分布区域】白菜原产于我国北方，引种南方，南北各地均有栽培。19 世纪传入日本、欧美各国。

营养价值

大白菜营养丰富，含有蛋白质、脂肪、糖类、膳食纤维、维生素 A、胡萝卜素、维生素 B_1、维生素 B_2、烟酸、维生素 C、维生素 E 和矿物质钙、磷、钠、镁、铁、锌、硒等。

养生功效

美容祛斑 大白菜中维生素 C、维生素 E 的含量较为丰富，是防治黄褐斑、老年斑的美容养颜蔬菜。

增强记忆力 大白菜含锌量高，有助于增强记忆力，还可调节紧张的神经，考前多食有助于心态平稳。

预防心血管疾病 白菜中的有效成分能降低人体胆固醇水平，增加血管弹性，常食可预防动脉粥样硬化等心血管疾病。

食疗药膳

火腿炖白菜

配　方 火腿肉 100 克，大白菜菜心 1 棵（约 300 克），虾子、黄酒、精盐、味精、葱段、姜片、鲜汤各适量。

制用法 ❶大白菜菜心削成圆形，放入沸水锅中烫至半熟。

❷沙锅置火上，放入菜心，加黄酒、葱段、姜片、虾子、鲜汤，盖上锅盖，中火烧沸后，将火腿片排放在上面，加精盐、味精调味即成。

功效主治 健脾开胃，补益气血，帮助消化。

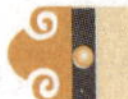

猪肉白菜百叶汤

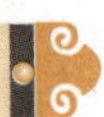

配　方 白菜、蜜枣、牛百叶、猪瘦肉片、调味料各适量。

制用法 ❶把白菜梗、蜜枣放入开水锅内，大火煮沸后，小火煲约1小时。

❷放入白菜叶再煲10分钟，然后放入猪瘦肉片及牛百叶，等到再次煲沸，加入调味料即可。

功效主治 可用于辅助治疗燥热干咳，秋季口、鼻、唇干燥。

素炒白菜

配　方 白菜400克，食用油、盐、姜丝、醋、味精、酱油各适量

制用法 ❶将白菜洗净，沥干，切成条。

❷往锅里加入适量的油，爆香姜丝，倒入白菜条，用大火炒，翻炒过程中加入酱油、醋、盐等调料，再翻炒一会儿即可出锅。

功效主治 大白菜营养丰富，含食物纤维及大量水分，能促进胃肠蠕动，防止大便干燥，促进排便，稀释肠道毒素，可以治疗便秘。

口磨白菜

配　方 白菜250克，干口磨3克，酱油、白糖、精盐、味精、食用油各适量。

制用法 ❶白菜洗净切成3厘米段，口蘑温水泡发。

❷油入锅内烧热后，将白菜入锅炒至七成熟，再将口蘑、酱油、糖、盐、入锅，炒熟后，放入味精搅拌均匀即成。

功效主治 清热除烦，益胃气、降血脂。适宜于高血压、冠心病、牙龈出血者。

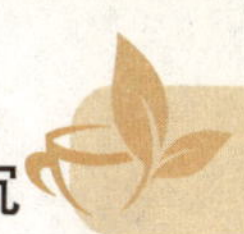

甘薯

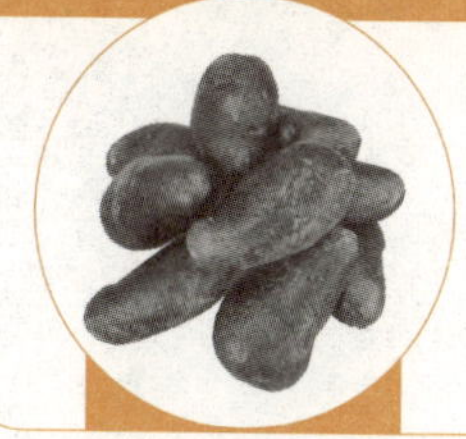

【别　　名】红薯、番薯、山芋。

【性味归经】性平，味甘；入脾、胃、大肠经。

【分布区域】世界甘薯主要产区分布在北纬40°以南。栽培面积以亚洲最多，非洲次之，美洲居第3位。甘薯在中国分布很广，以淮海平原、长江流域和东南沿海各省最多。

营养价值

甘薯的营养成分如胡萝卜素、维生素 B_1、B_2、C 和铁、钙等矿物质的含量都高于大米和小麦粉。甘薯含大量黏蛋白，维生素C也很丰富，维生素A原含量接近于胡萝卜的含量。

养生功效

延缓皮肤衰老 可抑制黑色素的产生，防止出现雀斑、老年斑，还能抑制肌肤老化，保持其弹性。

宽肠通便 甘薯经过蒸煮后，所含大量膳食纤维能有效刺激肠道蠕动，促进排便。红薯还含有紫茉莉苷，可用于治疗习惯性便秘。

调节酸碱平衡 甘薯是一种碱性食品，经常食红薯，能与食肉、蛋、米、面所产生的酸性物质中和，从而调节人体的酸碱平衡，对维持人体健康有重要意义。

食疗药膳

甘薯羹

配　方 甘薯400克，白糖、糖桂花、水淀粉各适量。

制用法 ❶将甘薯去皮，切成方丁，放入沸水锅中烫片刻，捞出放清水中。

❷锅置火上，放入甘薯丁、清水，大火烧沸后转小火焖20分钟，加入白糖，用水淀粉勾芡，再沸时，加入少量糖桂花，起锅倒入碗中即成。

功效主治 保护心血管，减肥，通便。

甘薯大米粥

配　方 大米30克，甘薯30克，红枣5颗。

制用法 ❶将甘薯洗净，去皮切薄片；红枣洗净，去枣核，切成薄片；大米淘洗干净。

❷将大米放入锅中，加适量清水大火煮开，转小火，加入切成薄片的甘薯和红枣，慢慢煮至大米与甘薯熟烂即可。

功效主治 甘薯营养丰富，含大量糖类、蛋白质、脂肪、胡萝卜素和矿物质，是人体所需维生素A的主要植物来源之一。其所含营养能增加儿童身体抵抗力，促进儿童骨骼及牙齿的健康。

甘薯栗子排骨汤

配　方 甘薯300克，排骨200克，栗子150克，红枣10克，高汤1500毫升，精盐、味精、香油、胡椒粉、葱段、姜片、茴香各适量。

制用法 ❶将甘薯洗净，去皮切成滚刀块；栗子去皮焯水；将排骨洗净剁寸段，入沸水锅中焯烫，捞出冲净浮沫，沥干备用。

❷沙锅内倒入高汤，加排骨，大火煮沸后加入精盐、胡椒粉、葱段、姜片、茴香，煮30分钟至排骨熟烂，加入栗子、甘薯、红枣，再煮20分钟后，加味精调味，淋入香油即可。

功效主治 此汤清香不腻口，有除湿保温、保持体力的保健功效。

芦荟

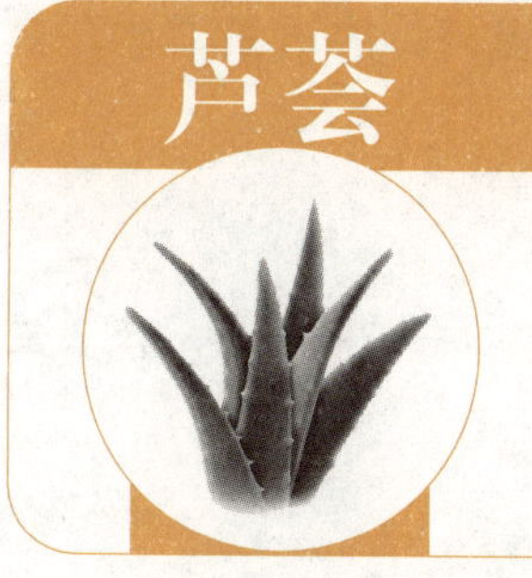

【别　　名】卢会、讷会、象胆、奴会、劳伟。

【性味归经】味苦，性寒；入肺、大肠经。

【分布区域】芦荟原产于地中海、非洲，主要分布于非洲等地。

营养价值

芦荟含有芦荟素、芦荟大黄素、芦荟多糖、芦荟酊、芦荟米酊、芦荟乌辛，还有蒽醌类物质（如芦荟苷、异芦荟苷等），此外还含有多种维生素和活性酶、过氧化酶、淀粉酶、蒜氨酸酶、纤维素酶以及多种有机酸和树脂。

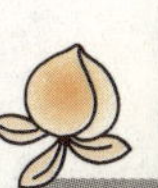

养生功效

美白祛斑 芦荟中含有葡萄酸、甘糖露、少量的钙和蛋白质、维生素及矿物质。具有营养保湿、防晒、清洁、收缩毛孔、淡化色斑等美容功效。芦荟中含的多糖和多种维生素对人体皮肤有良好的营养、滋润、增白作用。

强心活血 芦荟中的异柠檬酸钙等具有强心、促进血液循环、软化硬化动脉、降低胆固醇含量、扩张毛细血管的作用，能使血液循环畅通，减少胆固醇值，减轻心脏负担，使血压保持正常，清除血液中的“毒素”。

杀菌 芦荟酊是抗菌性很强的物质，能杀灭多种真菌、霉菌、细菌、病毒，抑制和消灭病原体的发育繁殖。

食疗药膳

冰糖芦荟

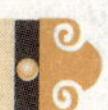

配　方 鲜芦荟200克，枸杞子10克，冰糖约60克，淡盐水适量。

制用法 ❶鲜芦荟洗净去皮，切成小段，放入淡盐水中浸泡。

❷枸杞子冲洗干净。

❸芦荟取出冲去盐分，与枸杞子、冰糖放入炖盅内，加适量清水，合好盖。

❹先用中火炖半小时，再改用小火炖1小时。

功效主治 滋润养颜，清热润燥，消滞减肥，宁心安神。常食对改善皮肤干燥，大便秘结，脂肪过多有益。

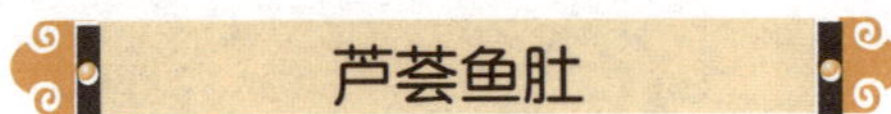

芦荟鱼肚

配　方 芦荟200克，干鱼肚50克，枸杞子5克，白糖2克，冰糖10克，食用油适量。

制用法 ❶芦荟洗净去皮，切块。干鱼肚用油泡发开，再放入清水中浸泡，其间要多次换水，以洗掉鱼肚上的油脂，待鱼肚泡至松软时入沸水锅氽水。

❷铝锅中加水，放入鱼肚、冰糖、白糖、芦荟炖10分钟，撒上枸杞子即可。

功效主治 清肝，泻下。

芦荟酸奶冰

配　方 芦荟1段，乳酸味的棒棒冰半根，柑橘味的棒棒冰半根，白糖、酸奶各适量。

制用法 ❶芦荟去皮，切成丁。

❷将芦荟煮熟（直到没有粘稠的液体）。过冷水，直到完全冷却，加适量的白糖腌一会儿。

❸将乳酸味的棒棒冰用叉子捣碎。放上适量的芦荟。倒入酸奶，大概9分满，最后再放上捣碎的柑橘味的棒棒冰即可。

功效主治 清热凉肝，增强消化，促进食欲。

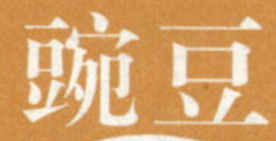

豌豆

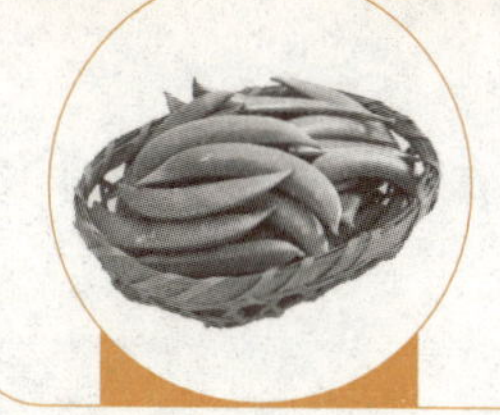

【别　　名】麦豆、小寒豆。

【性味归经】性平，味甘；入脾、胃经。

【分布区域】豌豆起源于数千年前的亚洲西部、地中海地区和埃塞俄比亚、小亚细亚西部，外高加索全部。伊朗和土库曼是其起源中心。在我国主要分布在中部，东北部等地区。主要产区有四川、河南、湖北、江苏、青海、江西等多个省区。

营养价值

豌豆的营养很丰富。它富含赖氨酸，这是其他粮食所少有的。赖氨酸是人体需要的一种必不可少的营养物质，能促进人体发育，增强免疫功能，并有提高中枢神经组织功能的作用。此外，豌豆中还含有止杈酸、赤霉素、植物凝素等物质，具有抗菌消炎，增强新陈代谢的功能。豌豆中还含有丰富的维生素 A 原和膳食纤维。

养生功效

祛斑驻颜《本草纲目》称豌豆具有“祛除黑斑，令面光泽”的功效。现代研究发现，豌豆含有丰富的维生素 A 原，这种物质可在人体内转化为维生素 A，而维生素 A 具有润泽皮肤的作用，而且是从一般食物中摄取，不会产生毒副作用。吃豌豆还有消肿、舒展皮肤的功能，能拉紧眼睛周围的皱纹。

补血降糖 豌豆富含铜、铬等矿物质，铜有利于造血以及骨骼和脑的发育，铬有利于糖和脂肪的代谢，能维持胰岛素的正常功能。

润肠通便 豌豆所富含的膳食纤维，还能促进大肠蠕动，保持大便通畅，起到清洁大肠、防止便秘的作用。

食疗药膳

豌豆鸡丝 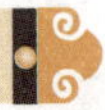

配　方　鸡肉400克，豌豆200克，蛋清、淀粉、食用油、黄酒、高汤、精盐、糖、味精各适量。

制用法　❶鸡肉切丝放碗里加蛋清、淀粉，抓匀成糊，豌豆过水汆烫一下。

❷锅内油三四成热下鸡丝，划开后倒出。

❸放豌豆、黄酒、高汤、精盐、糖、味精，勾芡即可。

功效主治　常食有生津止渴、益脾健胃的功效。

核桃蛋黄豌豆糊 

配　方　豌豆100克，鸡蛋1个，核桃粉、大米各50克，精盐适量。

制用法　❶豌豆洗净，剁成豌豆蓉；大米淘净，浸泡2小时；鸡蛋煮熟，去壳，取出蛋黄，压成蛋黄泥。

❷锅内放入大米，适量清水，煲至快熟，加入核桃粉、蛋黄泥、豌豆蓉、精盐，再煲5分钟左右即可。

功效主治　补脑益智，润肠通便。

豌豆绿豆粥 

配　方　绿豆、豌豆各50克，大米100克，白砂糖适量。

制用法　绿豆洗净，用清水浸泡2小时；大米淘净，用清水浸泡半小时；豌豆洗净，沥干，研成末。锅中倒入约1500毫升清水，放入绿豆，大火煮沸，加入豌豆末和大米，改用小火慢煮，待粥将成时下入白砂糖，搅匀，稍焖片刻即成。

功效主治　豌豆有抗菌消炎，促进人体新陈代谢的功效。豌豆与绿豆同食，能够抑菌抗感染，清肝明目，降低血压，预防高血压、高脂血症等疾病。

莴笋

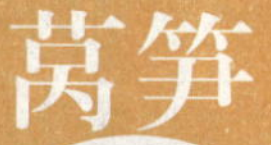

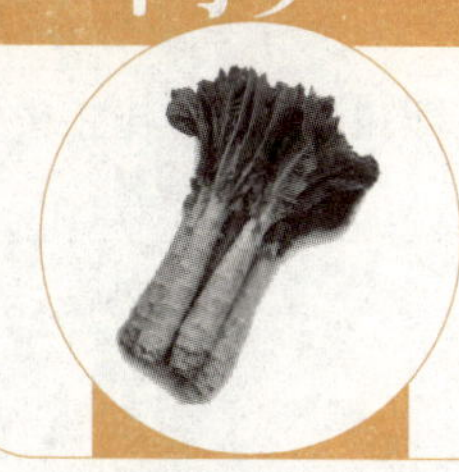

【别　　名】莴苣、生笋、白笋、千金菜。

【性味归经】味苦、甘，性凉；入脾、胃、肺经。

【分布区域】原产于我国华中或华北。我国各地均有栽培。

营养价值

莴笋含有丰富的营养成分，特别在叶中更高。每500克鲜莴笋叶中含蛋白质10克，脂肪2.5克，糖类16.5克，钙190毫克，磷185毫克，铁5.5毫克，胡萝卜素10.7毫克，维生素B_2 0.6毫克，维生素C 75毫克。

养生功效

防止色素沉着 含有丰富的维生素E，可防止皮肤色素沉着，从而延缓老年斑的出现。

补血、防癌抗癌 莴笋含有多种维生素和矿物质，具有调节神经系统功能的作用，其所含铁元素易被人体吸收，对缺铁性贫血病人十分有利。营养学家把莴笋视为贫血患者的最佳食物。莴笋的热水提取物对某些癌细胞有很高的抑制率，故又可用来防癌抗癌。

宽肠通便 莴笋含有大量植物纤维素，能促进肠壁蠕动，通利消化道，帮助大便排泄，可用于治疗各种便秘。

食疗药膳

酱香莴笋

配　方 嫩莴笋200克，鸡腿菇50克，蒜、食用油各10克，精盐4

克，味精2克，白糖1克，甜面酱1克，水淀粉适量。

制用法 ①嫩莴笋去皮切片，鸡腿菇洗净切片，蒜切成片。

②锅内加水，待水开时，投入莴笋片、鸡腿菇片，用中火煮至八成熟捞起。锅内留油，放入蒜片、甜面酱爆香锅，随即投入莴笋片，鸡腿菇片，调入精盐、味精、白糖炒至入味，用水淀粉勾芡，翻炒几次即可入碟。

功效主治 健胃消食，通乳利尿。

莴笋炒山药

配　方 山药100克，莴笋200克，精盐、胡椒粉、醋、鸡精各适量。

制用法 ①山药、莴笋洗净去皮。切长条，氽烫后捞出沥干。

②油锅烧热，放入山药、莴笋炒至八成熟，再放入精盐、胡椒粉炒匀，出锅前放入鸡精炒匀，烹入白醋调味即可。

功效主治 此菜色泽鲜艳，味美可口。有促进排尿、降低血压、消除脂肪沉积等功效，是高血压、动脉硬化、肥胖病人的理想选择。

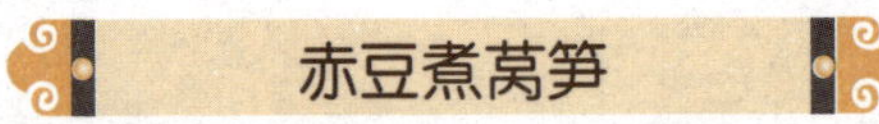

赤豆煮莴笋

配　方 莴笋300克，赤豆50克，精盐、鸡精、鸡油各适量。

制用法 ①赤豆淘净；莴笋去皮，洗净，切块。

②锅内放入赤豆，加800毫升水，大火烧沸，改用小火煮30分钟，加入莴笋，煮至熟透，加入精盐、鸡精、鸡油，搅匀即成。每日1～2次，连食数日。

功效主治 利水消肿，利五脏，通血脉。适用于小便不利、尿血、乳汁不通、骨折、骨质疏松等证。

第十二章

美体瘦身，重塑美丽

木瓜

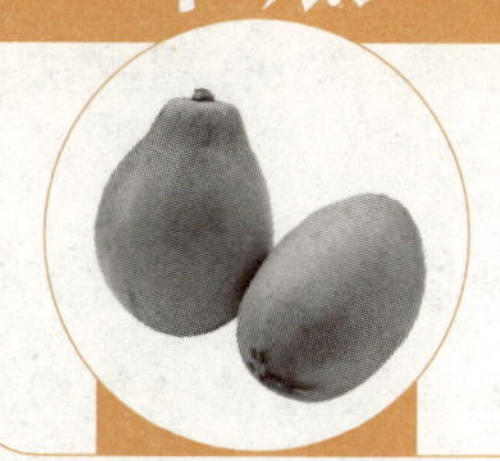

【别　　名】铁脚梨、皱皮木瓜、宣木瓜、乳瓜。

【性味归经】味酸，性温；归肝、脾经。

【分布区域】中国木瓜栽培地区分布在广东、广西、福建、云南、海南、台湾等地。在广东，木瓜的主要产地是广州、佛山、汕头、湛江、惠阳等地，并以广州市郊较为集中。

营养价值

果实含果酸极少，维生素 A 比西瓜、香蕉多 3 倍，维生素 C 比西瓜多 70 倍，其营养之高，为水果中之上品。

养生功效

美容减肥 木瓜是最佳减肥圣品。木瓜含木瓜酵素，青木瓜的木瓜酵素是成熟木瓜的 2 倍左右。它不仅可以分解蛋白质、糖类，更可分解脂肪，去除赘肉，促进新陈代谢，及时把多余脂肪排出体外。木瓜汁用作保养品，敷涂脸部有消除黑斑、雀斑、美化肌肤的功效。

丰胸 木瓜自古就是第一丰胸佳果，木瓜中丰富的木瓜酶对乳腺发育很有助益。而木瓜酵素中含丰富的丰胸激素及维生素 A，能刺激女性激素分泌，并刺激卵巢分泌雌激素，使乳腺畅通，达到丰胸的目的。据传，许多明星变身为身材妙极的小女人，功臣就是木瓜料理。

补充营养，提高抗病能力 木瓜中含有大量水分、糖类、蛋白质、脂肪、多种维生素及多种人体必需的氨基酸，可有效补充人体的养分，增强机体的抗病能力。

食疗药膳

木瓜鸡爪

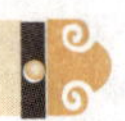

配　方 鸡爪300克，花生米、木瓜、红枣、生姜、黄酒、精盐、味精、白糖、胡椒粉、熟鸡油各适量。

制用法 ①鸡爪去爪尖；花生米泡透；木瓜去皮去子，切块；生姜去皮切片；红枣泡透。

②烧锅加水，待水开时，投入鸡爪，煮去血水，捞起冲净待用。在瓦煲内加入鸡爪、花生米、红枣、生姜、黄酒、清汤，加盖，用小火煲约40分钟后，加入木瓜块，调入精盐、味精、白糖、胡椒粉、熟鸡油，再煲15分钟即可食用。

功效主治 本菜有健脾益胃、强身健体的作用。

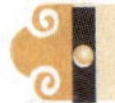

木瓜炖羊肉

配　方 木瓜200克，羊肉、白萝卜各100克，黄酒、姜片、葱段、精盐、鸡精、胡椒粉、香菜末各适量。

制用法 ①木瓜洗净，去皮、子，切薄片；羊肉洗净，切块；白萝卜洗净，去皮，切块。

②锅内放入木瓜、白萝卜、羊肉、黄酒、姜片、葱段，加1800毫升水，大火烧沸，改用小火炖煮35分钟，加入精盐、鸡精、胡椒粉、香菜末，搅匀即成。

功效主治 利水消肿，活血通乳，清热除烦。

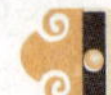

鲜奶炖木瓜雪梨

配　方 鲜牛奶500毫升，木瓜300克，雪梨350克，蜂蜜适量。

制用法 ①雪梨、木瓜分别用水洗净，削去外皮，去掉核、瓤，切成块。

②将这2味材料放入炖盅内，加入鲜牛奶、清水，先用大火烧开，盖好盖，改用小火炖半小时，至雪梨、木瓜软烂时，放入蜂蜜调味即可。

功效主治 木瓜与鲜奶同食，具有双重美白的效果。

大葱

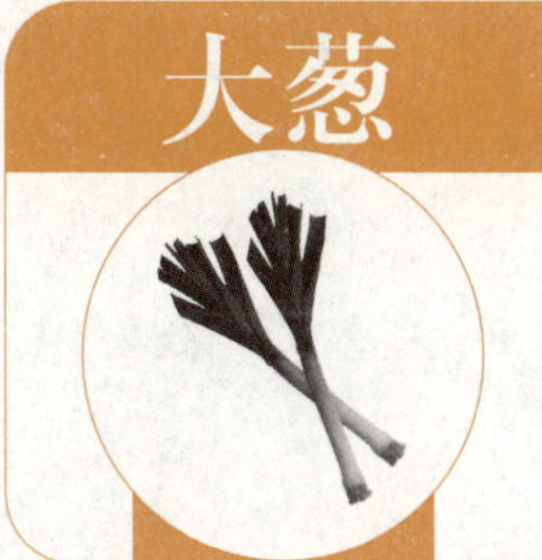

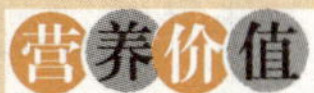

【别　　名】香葱、四季葱、青葱、鹿胎。

【性味归经】味辛，性温；归肺、胃经。

【分布区域】原产于西伯利亚，我国栽培历史悠久，分布广泛，而以山东、河北、河南等省为重要产地。

营养价值

大葱中含有丰富的胡萝卜素、维生素C、果胶、磷、铁、钙、有机硫、挥发油、辣素、大蒜素等。

养生功效

分解脂肪 所含的有机硫能刺激肾上腺素的分泌，促进脂肪分解。

抗菌消炎，发汗散寒 大葱含有挥发性芳香油和辣椒素，有抗菌消炎、抵抗病毒的作用，并能刺激消化腺和汗腺的分泌，增进食欲、促进消化、发汗散寒。

增进食欲 大葱所含葱油和蒜素具有辛辣和香气，能去腥解膻，改善食品的鲜味，能刺激唾液和胃液的分泌，从而增进食欲，具有健胃的功能。

食疗药膳

鸡肉大葱粥

配　方 鸡胸肉200克，大葱2根，大米80克，精盐、酱油、香油、味精各适量。

制用法 ❶大葱洗净，去根部及老茎，取葱白部分切成段；鸡胸肉洗净切方丁，加所有调料拌匀并腌20分钟。

❷大米淘洗干净，放入锅中，加适量水，以中火煮开，再转小火煮至熟烂成稀粥；将鸡肉丁加入粥中，以中小火煮开，加葱段，再转小火加盖焖煮3～5分钟即可。

功效主治 这道粥具有解热、祛痰、抗病毒的作用，适合春季保持阳气之用。

葱花拌豆腐

配　方 豆腐300克，葱花50克，精盐、味精、葱油、香油各适量。

制用法 ❶豆腐切块，入沸淡盐水（浓度约1%）中浸泡或略焯。

❷捞出装入盘中，加入各种调料，撒入葱花，拌食即可。

功效主治 益气通阳，生津润燥，清热解毒。适用于赤眼、消渴、休息痢、酒精中毒。

葱爆羊肉

配　方 羊肉、大葱各250克，大蒜、精盐、花椒粉、醋、食用油、黄酒、酱油、香油各适量。

制用法 ❶先将羊肉切成薄片，大葱切段，大蒜捣成蒜末。

❷锅置火上，倒入适量食用油，七成热时，放入蒜末爆香，加入羊肉片煸炒，随即放入大葱段和各种调料，大火快炒，将熟时淋入香油即可装盘。

功效主治 补阳，壮腰健肾，补虚养身。

竹笋

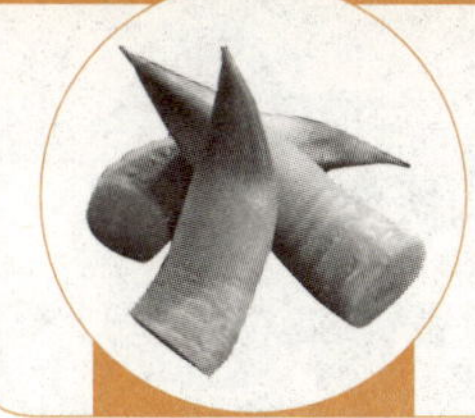

【别　　名】竹萌、竹芽、春笋、冬笋、生笋。

【性味归经】味甘、性微寒；归胃、肺经。

【分布区域】竹笋原产于中国，类型多，分布广，盛产于热带、亚热带和温带地区。

营养价值

竹笋含有丰富的蛋白质、脂肪、糖类、钙、磷、铁、胡萝卜素、维生素 B_1、维生素 B_2、维生素 C。多种维生素和胡萝卜素含量比大白菜含量高 1 倍多；而且竹笋的蛋白质比较丰富，人体必需的赖氨酸、色氨酸、苏氨酸、苯丙氨酸，以及在蛋白质代谢过程中占有重要地位的谷氨酸和有维持蛋白质构型作用的胱氨酸，都有一定的含量，为优良的保健蔬菜。

养生功效

增加饱腹感，帮助减肥 竹笋含丰富的纤维素，能产生饱腹感，减少热量吸收，在肠内可以减少人体对脂肪的吸收，降低与高血脂有关疾病的发病率，并有利于减肥。

宽胸利膈、通肠排便 竹笋甘寒通利，其所含有的植物纤维可以增加肠道水分的贮留量，促进胃肠蠕动，降低肠内压力，减少粪便黏度，使粪便变软利排出，用于治疗便秘，预防肠癌。

增强机体免疫力 竹笋中植物蛋白、维生素及微量元素的含量均很高，有助于增强机体的免疫功能，提高防病抗病能力。

食疗药膳

竹笋肉丝尖椒

配　方 竹笋100克，猪瘦肉50克，尖椒20克，食用油、精盐、味精、葱、姜各适量。

制用法 ❶将竹笋和尖椒洗净，切成丝；将猪瘦肉洗净，切成丝。

❷炒锅置大火上，倒入食用油烧热，先入葱、姜煸香，加入肉丝炒至将熟时，倒入竹笋丝和尖椒丝翻炒，再加少许清水焖一会，放入精盐、味精炒匀即可。

功效主治 促进血液循环，增强体质。

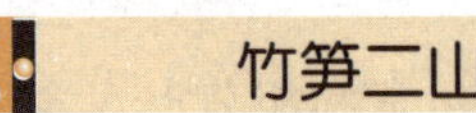

竹笋二山粥

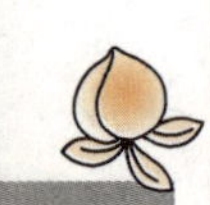

配　方 山楂5颗，山药50克，竹笋80克，大米100克，冰糖适量。

制用法 ❶山药、竹笋均洗净，去皮，切成块；山楂洗净，去核；大米淘净，浸泡半小时。

❷山楂、山药、竹笋、大米同放入锅内，加适量清水，置大火上烧沸。

❸再加入冰糖，改用小火炖煮30分钟即成。

功效主治 本粥具有健脾开胃的功效，可用于治疗孕期消化不良等症。

清炖竹笋

配　方 竹笋150克，瘦肉50克，精盐5克，味精、葱、姜各少许。

制用法 ❶将竹笋一剖两半，切成约2厘米长的节；瘦肉洗净，切成约2厘米长的丝。

❷把葱切段，姜切片，放入锅内，加入清水、精盐等同煮成汤汁。在汤汁内加入竹笋、肉丝、清炖1.5小时左右即可食用，食用时加入少许味精调味即可。

功效主治 降压、消脂、减体重。

魔芋

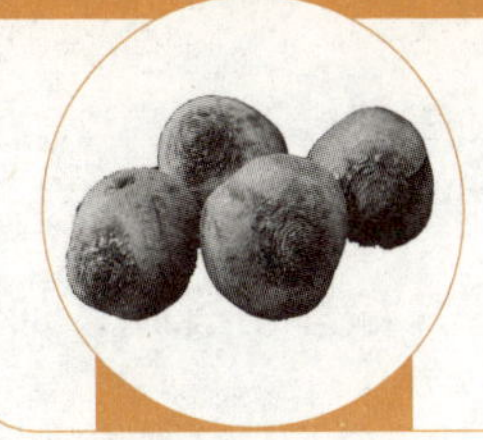

【别　　名】蒟蒻、磨芋、蒻头、鬼芋、花梗莲、虎掌。

【性味归经】味甘、辛，性温；归心、脾经。

【分布区域】主要分布于东南亚、非洲等地。中国、日本、缅甸、越南、印度尼西亚等国均有种植。中国魔芋产区主要分布在云南、贵州、四川、陕西南部和湖北西部，以四川盆地周围山区的魔芋资源最为丰富。西南部金沙江河谷地带是全国最重要的白魔芋产区。

营养价值

魔芋含淀粉35%，蛋白质3%，以及多种维生素和钾、磷、硒等矿物质元素，还含有人类所需要的魔芋多糖，即葡甘露聚糖，其含量高达30%。魔芋属的一些种类块茎富含魔芋多糖，尤其是白魔芋、花魔芋品种含量高达50%~65%。

养生功效

减肥 魔芋中的膳食纤维在胃内的充盈作用，增加了饱腹感，同时可以减少产热营养素的吸收，可以达到预防肥胖和缓慢减肥的目的。作为一种可溶性的膳食纤维，可在食物四周形成一种保护层，从而防止消化酶与食物发生作用。还可以延缓、阻止人体对胆固醇、单糖等营养物质的吸收，从而使脂及酸在体内的合成减少。

防癌 魔芋中含有一种凝胶样的化学物质，具有防癌抗癌的神奇魔力。只要将成熟的魔芋经过简单提取分离，制成魔芋精粉，再把精粉加水加热，就可产生魔芋凝胶。这种凝胶被人吃入体内后，能形成半透明膜衣，附着在肠壁上，阻碍各种有害物质，特别是致癌物质的吸收，所以魔芋又被称为“防癌魔衣”。

宽肠通便 魔芋有润肠、通便的功能，可以增加排便量，因此具有肠道清洗的作用。

食疗药膳

魔芋冬瓜汤

配　方 冬瓜200克，魔芋100克，虾仁5个，葱花、姜片、蒜片、精盐各适量。

制用法 ❶冬瓜洗净，去皮，去瓤，切片；魔芋洗净，切片；虾仁洗净。

❷油锅烧热，放虾仁炸一下，再放葱花、姜片、蒜片煸炒出香味，加适量清水，放入冬瓜、魔芋，煮熟后加精盐调味即可。

功效主治 食用魔芋后可产生饱腹感，其与冬瓜、虾仁同食可起到很好的降脂减肥作用。

荠菜魔芋汤

配　方 荠菜150克，魔芋100克，精盐、姜各适量。

制用法 ❶荠菜择洗干净，切段，备用；魔芋洗净，切成条，用热水煮2分钟，捞出，沥干，备用；姜洗净切丝。

❷将魔芋、荠菜、姜丝放入锅内，加适量清水大火煮沸，转中火煮至荠菜熟软，出锅前加精盐调味即可。

功效主治 魔芋中特有的束水凝胶纤维，可以使肠道保持一定的充盈度，促进肠道的蠕动，加快排便速度，是天然的“肠道清道夫”，也是瘦身食谱中不可缺少的食物。

橘果魔芋粥

配　方 魔芋适量，苹果1个，橘子1个，白糖、水淀粉各少许。

制用法 ❶橘子剥成瓣；苹果洗净，切丁。

❷先将魔芋放入水中煮20分钟，再将橘子、苹果一起倒进锅里，再煮10分钟，快煮好时，用水淀粉一边倒进锅里一边搅动，起锅前加适量白糖调味。

功效主治 此粥热量极低，又含有丰富的膳食纤维，是减肥者的“魔力食品”。

生菜

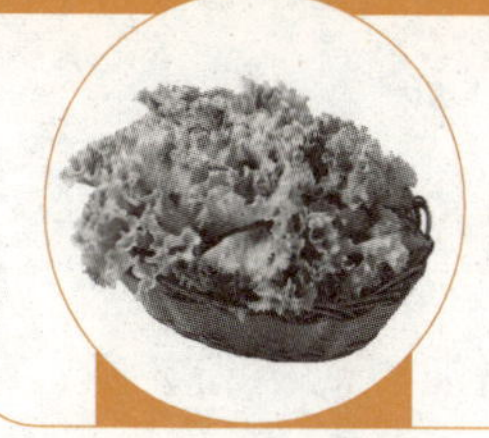

【别　　名】鹅子菜、莴子菜、莴苣叶。

【性味归经】味甘、微苦，性凉，入胃、膀胱经。

【分布区域】原产地在欧洲地中海沿岸，现中国各地广泛栽培。东南沿海，特别是大城市近郊、两广地区栽培较多，近年来，栽培面积迅速扩大。

营养价值

生菜营养含量丰富，含有大量的β胡萝卜素、抗氧化物、维生素 B_1、维生素 B_6、维生素 E、维生素 C，还有大量膳食纤维素和矿物质，如镁、磷、钙及少量的铁、铜、锌。

养生功效

降低胆固醇，减肥 生菜中含有丰富的膳食纤维，可刺激胃肠蠕动，减少人体对胆固醇的吸收，降低胆固醇含量。从中医角度来说，生菜性凉，有清肝泄胆的功效，可消除油腻，而且热量很低，是高血脂、肥胖者的良好选择。

利尿泻火 生菜中含有甘露醇等有效成分，有利尿和促进血液循环的作用，是夏季的食疗佳蔬，还可泻火解毒，解除口舌生疮、目赤等上火症状。

镇痛催眠 生菜茎叶中含有莴苣素，故味微苦，具有镇痛催眠作用，可用于治疗神经衰弱等。

食疗药膳

蒜蓉生菜

配　方 生菜、蒜、精盐、蘑菇精各适量。

制用法 ❶生菜洗净空干水，备用，蒜剁成末。

❷热锅放油，爆香蒜末之后，放入生菜大火快炒，待生菜变软之后加精盐和蘑菇精调味即可。

功效主治 利五脏，通经脉，开胸膈，坚筋骨，明耳目，通乳汁，利小便。

蚝油生菜

配　方 生菜300克，蚝油、黄酒、精盐、食用油、胡椒粉、糖、味精、酱油、高汤、蒜、水淀粉、香油各适量。

制用法 ❶把生菜叶洗净。

❷坐锅放水，加精盐、糖、油，煮沸后放生菜，翻个倒出，压干水分倒入盘里。

❸锅中放油，加蒜略炒，加蚝油、黄酒、胡椒粉、糖、味精、酱油、高汤，沸后加入水淀粉勾芡，淋香油，浇在生菜上即可。

功效主治 此菜色泽碧绿，脆嫩爽口，味咸鲜，蚝香浓郁，营养丰富。有降血脂、降血压、抗衰老，促进血液循环、抗病毒、预防与治疗心脏病及肝病的作用。

生菜苹果汁

配　方 生菜100克，芹菜、香菜各10克，番茄、苹果、柠檬各半个，黄豆粉、蜂蜜、脱脂牛奶各适量。

制用法 ❶将番茄用开水浸泡一下，去掉皮和蒂后切块；苹果、柠檬洗净，切成小块；生菜、芹菜、香菜洗净切成小段。

❷将上述材料一同放入榨汁机中，待榨出汁液，放入黄豆粉，继续搅打10秒，然后将混合汁注入准备好的玻璃杯中。加入蜂蜜和脱脂牛奶调味，搅拌均匀，即可饮用。

功效主治 健胃消食、瘦身美容。

豆芽

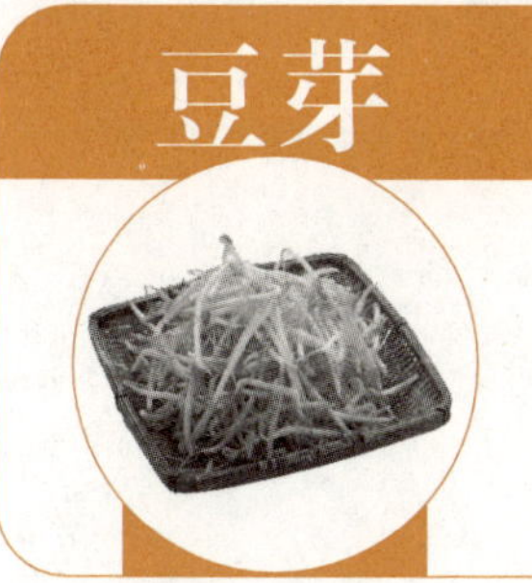

【别　　名】巧芽、豆芽菜、如意菜、掐菜、银芽。

【性味归经】味甘，性寒；归脾、大肠经。

【分布区域】全国各地均有分布。

营养价值

绿豆芽中含有蛋白质、脂肪、糖类、多种维生素、纤维素、胡萝卜素、烟酸和磷、锌等矿物质。绿豆在发芽过程中，由于酶的作用，促使植酸降解，有更多的磷、锌等矿物质被释出，能被人体充分利用。绿豆芽比绿豆所含的胡萝卜素增加 2 ~3 倍，维生素 B_2 增加 2 ~4 倍，菸硷酸增加 2 倍以上，叶酸成倍增加，维生素 B_{12}增加 10 倍。

养生功效

减肥 豆芽具有利肺气、清胃热、降血压、美肌肤的功能，且不利于脂肪形成，有利于减肥。

降胆固醇 豆芽有清除血管壁中胆固醇和脂肪的堆积、防止心血管病变的作用。

抗癌 绿豆没发芽时维生素 C 含量很低，发芽后其含量变得很丰富，这种天然维生素 C 有很大的抗癌益寿作用，为人工合成维生素 C 无法比拟。

延寿 豆芽中含有大量的抗酸性物质，具有很好的防衰老功能，能起到有效的延寿作用。

食疗药膳

韭菜炒豆芽

配　方　绿豆芽100克，韭菜300克，食用油、精盐、味精各适量。

制用法　❶将豆芽洗净；将韭菜择好洗净，切成小段。

❷油锅大火烧至八成热，倒入韭菜和豆芽，炒出香味后，加精盐、味精，大火快速翻炒均匀即可。

功效主治　清热解毒，润肠通便。

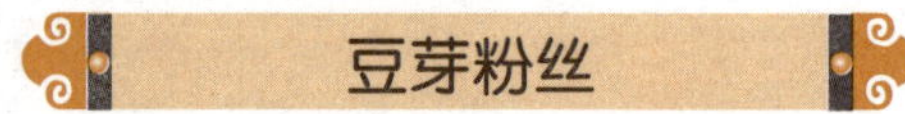

豆芽粉丝

配　方　豆芽100克，泡好的粉丝50克，猪肉100克，木耳2朵，姜2片，小葱1根，干辣椒4个，精盐、白糖、酱油、鸡精各适量。

制用法　❶猪肉切丝，豆芽洗净，粉丝泡水备用。油热炒香辣椒、葱、姜后放入五花肉炒至出油。

❷加入豆芽炒至稍软。

❸放淹没豆芽的水后加入精盐、白糖、酱油，最后把粉丝放在上面，中火煮一会。

❹闻到豆芽的香味后加入木耳，再稍煮1~2分钟，加入鸡精调味即可。

功效主治　清热利湿，消肿除痹，降血压。

炒黄豆芽

配　方　黄豆芽300克，鲜香菇2朵，红甜椒1/2个，精盐1小匙。

制用法　❶豆芽去根须，洗净；香菇去蒂、红甜椒去子，皆洗净，切片。

❷炒锅加油，下香菇、豆芽炒匀后加精盐，并加3大匙水，覆盖焖约5分钟，最后下甜椒炒匀即成。

功效主治　有助于维持神经健康、心跳规律正常，可以预防脑卒中，并协助肌肉正常收缩，具有降血压作用。

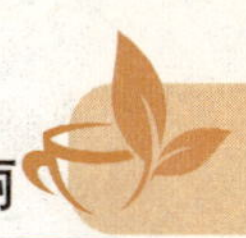

海带

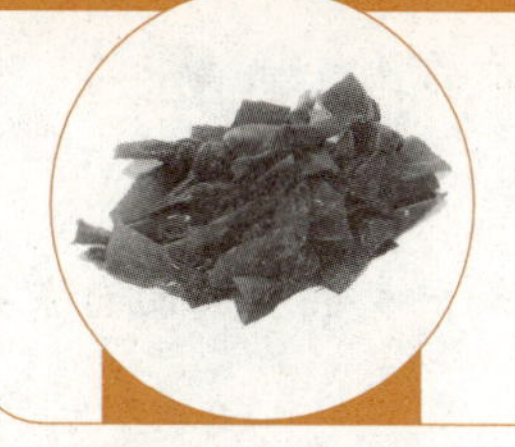

【别　　名】昆布、海带菜、江白菜。

【性味归经】味咸，性寒；归脾、胃经。

【分布区域】海带属于亚寒带藻类，是北太平洋特有地方种类。自然分布于朝鲜北部沿海、日本本州北部，北海道及前苏联的南部沿海，以日本北海道的青森县和岩手县分布为最多。此外，朝鲜元山沿海也有分布。中国北部沿海及浙江、福建沿海大量栽培，产量居世界第一。

营养价值

海带的营养价值很高，富含蛋白质、脂肪、糖类、膳食纤维、胡萝卜素、维生素 B_1、维生素 B_2、烟酸以及钙、磷、铁、碘等多种矿物质。其糖类、钙、铁的含量超过菠菜、油菜的几倍至几十倍。而且海带中还含有一些特殊的营养化学成分，如褐藻酸、甘露醇等，对人们的身体健康十分有益。

养生功效

减肥 海带所含的海带素为多糖类，海带多糖与肝素相似，有降低血脂的作用。其所含的多种矿物质等，能减少人体摄入动物脂肪在心脏、血管、肠壁上的沉积。肥胖的人一个月吃1～1.5千克海带能达到理想的减肥效果。

预防甲状腺肿大 常食海带可以暂时抑制甲状腺功能亢进的新陈代谢而减轻症状。民间谚语：“海带长而宽，常食能使身体坚；海带柔而韧，常食不得大脖子病。”

抑癌，抗肿瘤 海带通过改变大便菌群活性而改变结肠的肠道生态学，选择性地减少或杀灭可产生致癌物质的某些结肠内的细菌。动物模型试验发现，海带热水提取物对于人体内的肠道癌细胞有明显的抑杀作用，可杀灭50%以上的癌细胞。海带中的褐藻酸钠盐有预防白血病的作用，对动脉出血亦有止血作用。

食疗药膳

牛蒡海带羹

配　方　牛蒡1000克，海带30克，草决明15克。

制用法　将牛蒡洗净切丝与海带、草决明一同放入锅内，加清水适量煨汤，熟后去草决明即成。

功效主治　清肝、化痰，适用于结膜炎、高血压和肝火旺引起的面赤头痛等。

海带排骨汤

配　方　猪排骨400克，海带150克，葱段、姜片、精盐、黄酒、香油各适量。

制用法　①将海带浸泡后，放入笼屉内蒸约半小时，取出再用清水浸泡4小时，彻底泡发后，洗净控水，切成长方块；排骨洗净，用刀顺骨切开，横剁成约4厘米的段，入沸水锅中煮一下，捞出用温水泡洗干净。

②净锅内加入1000克清水，放入排骨、葱段、姜片、黄酒，用大火烧沸，撇去浮沫，再用中火焖烧约20分钟，倒入海带块，再用大火烧沸10分钟，拣去姜片、葱段，加精盐调味，淋入香油即成。

功效主治　清凉开胃，适用于暑热食欲不振之人食用。

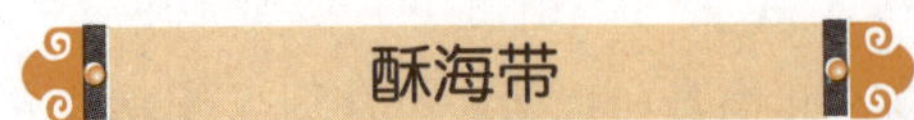

酥海带

配　方　水发海带300克，葱250克，香油30克，醋8克，白糖20克，酱油10克。

制用法　①将海带洗净，切成约2厘米的菱形片；葱切成2厘米的段。

②沙锅内垫上竹垫，将海带、大葱一同放入沙锅中，加酱油、白糖、醋和少许开水，上火烧沸后加入香油，加盖用小火焖煮。至海带、葱均软时，上大火收稠汤汁，起锅装盘即成。

功效主治　利尿消肿，适用于甲状腺低下。

辣椒

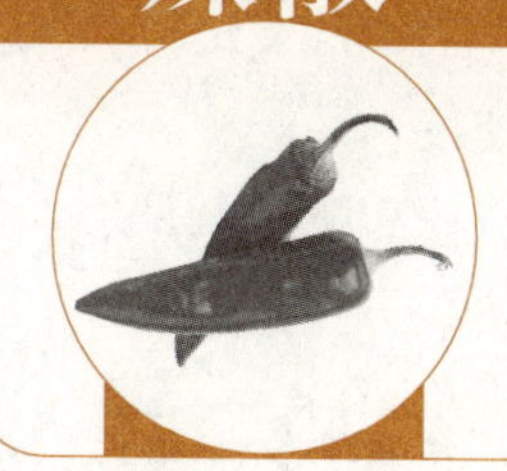

【别　　名】番椒、海椒、辣子、辣角。

【性味归经】味辛，性热；归心、脾经。

【分布区域】辣椒原产于中拉丁美洲热带地区，原产国是墨西哥。在中国主要分布在四川、贵州、湖南、云南、陕西、河北省鸡泽县和内蒙古托克托县。

营养价值

每 100 克辣椒维生素 C 含量高达 198 毫克，居蔬菜之首位。B 族维生素、胡萝卜素以及钙、铁等矿物质含量亦较丰富。

养生功效

减肥 辣椒素能促进脂质代谢，抑制脂肪在体内蓄积，有助于减肥。辣椒含有一种特殊物质，能加速新陈代谢，以达到燃烧体内脂肪的效果，从而起到减肥作用。

防寒作用 由于辣椒素能使心跳加快、皮肤血管扩张、血液流向体表，可以抵御寒冷。这些功能中医称为温中散寒，辛温解表，能医治风寒感冒。另外，辣椒中所含的成分，会使副肾髓质运作、促进肾上腺素的分泌，提升基础代谢功能。

健胃助消化 适量食用辣椒可以刺激味蕾和口腔黏膜，促进舌肌、舌乳头运动功能增强，唾液分泌增加，并刺激胃黏膜，促使胃消化液分泌增多，胃肠蠕动增强，从而增进食欲、提高消化功能，具有健胃、消食化滞的作用。辣椒能抑制肠内异常发酵，排除消化道中积存的气体。

食疗药膳

辣子鸡

配　方 四川红辣椒100克，仔鸡500克，精盐、油各适量。

制用法 ①将仔鸡去内脏，切成小块；红椒洗净切段。

②大火热锅，油炒鸡块，再加适量精盐焖煮；待仔鸡八分熟，入红椒翻炒，焖熟即可出锅。

功效主治 此肴具有补益气血、温中开胃的功效，适用于寒滞腹痛、呕吐、食欲不振、消化不良、虚劳羸弱、消渴、小便频数等病症。

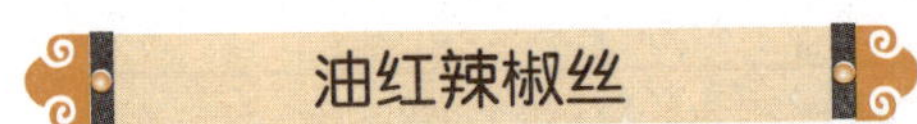

油红辣椒丝

配　方 红尖辣椒5000克，精盐900克，香油500克，酱油500克。

制用法 ①将红辣椒先摘去把，洗净，切成细丝，放缸内加精盐腌制，其间每天翻2次。

②7天后，把辣椒丝捞出，压去些水分，再加入酱油和香油，放入缸内，将口密封，10天后即成。

功效主治 开胃健脾，增进食欲。

淋汁尖椒

配　方 尖椒6个，油、精盐、生抽、白糖、醋各适量。

制用法 ①尖椒洗净后去子、去蒂。

②锅内放油，然后将尖椒一个个摆进去。开小火，慢慢煎至尖椒软透。

③翻面煎另一面。火候要掌握好。两面都煎好后，先将尖椒盛出。

④用1勺白糖、2勺醋、1勺生抽、适量精盐调个汁儿。用锅内余下的油，将汁烧开，浇在尖椒上即可。

功效主治 温中散寒，开胃消食。

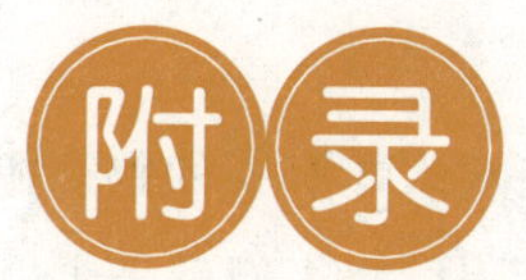

四季养生，蔬果帮你祛百病

春 季

一、气候特点

俗语说“春天孩儿脸，气候常多变”，用来形容春季再恰当不过了。昨天还是艳阳高照，今天却得裹着大衣，不少人被这个季节折腾得不知所措。

这主要是由于春季是冬夏季风转换交替的季节，太平洋的暖流与西伯利亚的寒流交汇于此时，造成冷暖气流互相争雄，于是就出现时寒时暖，乍阴乍晴，导致天气变化无常。

春季，在江南各地，降水天数和降水量都有显著增加。春雨多，利于农作物生长，但是，过多的连绵阴雨，温度低，日照少，温度大，对人体健康有其不利的一面。

二、致病因素

1. 春季气候导致人体免疫功能低下

春天的冷暖骤然变化，使人机体的免疫与防御功能下降。这种冷暖无常、气温骤降或气压剧升的异常天气，也容易造成机体交感神经失调，引起毛细血管收缩、血压上升、血液黏稠度增高，易诱发脑卒中、心绞痛、心肌梗死等症发生，尤其是早春季节，人体内各种生理功能正处在调节之中，各系统功能尚未完全适应气候的变化，身体的抗病能力都比较低，易感染各种疾病。加之春季又是蔬菜水果的淡季，常导致维生素摄入不足，以致不少人出现口舌生疮、牙根肿痛、牙龈出血、大便秘结等内热上火症状。加之春天机体代谢旺盛，胃纳增强，胃酸等胃液分泌增加，情绪不稳易导致自主神经功能失调，因而容易引起胃溃疡等病复发。

2. 春季各种致病源增多

当春归大地之时，一些对人体有害的致病源如微生物、细菌、病毒等也会乘虚而入。各种病虫害猖獗给人们带来了巨大的灾害，在我国南方这种情况尤为明显。春暖花开、繁花似锦的多风天气，空气中漂浮着各种花粉颗粒、杨柳絮、尘埃、尘螨、真菌等，因此对过敏性体质之人最容易诱发变态反应，引起过敏性皮炎、过敏性鼻炎、哮喘以及荨麻疹等。同时，由于时气的变更，春季人体内分泌发生变化，易诱发出血性疾病如鼻出血等，更甚者可导致脑出血。此外，春天还是结核病、甲肝的高发季节，均应重视预防和调理。

三、养生原则

万物复苏，人体的阳气也会随之升发，此时应养阳，因此在饮食上要选择助阳的食品，如葱、香菜等，使冬季聚集的内热散发出来。在饮食上，应以清温平淡为主。中医主张："当春之时，食味宜减酸益甘，以养脾气，饮酒不可过多，米面团饼不可多食，致伤脾胃，难以消化。"

春季食物调养，以平补为原则，宜选味酸、性甘温之品，如鸡肉、鸡蛋、猪瘦肉、红枣等。不能一味食用温热补品，以免春季气温上升，加重身体内热，损伤人体正气。

春天气候由寒转暖，气温变化较大。细菌、病毒等微生物开始繁殖，活力增强，容易侵犯人体而致病。在饮食上应摄取足够的维生素和矿物质，来增强机体的抵抗力，避免细菌和病毒的侵扰。

凡患有过敏性疾病如哮喘、花粉热、出疹性皮肤病、传染病以及肾水不足、肝阳上亢的冠心病、高血压患者，春季里应忌食"发物"，如虾、香菜、鲫鱼、春笋等，这些食物容易趁"春升"之机诱发宿疾。胃、十二指肠溃疡患者也不宜食春笋，以免引起出血。

四、推荐蔬果

南瓜、茄子、苹果、木耳、丝瓜、黄瓜、南瓜、白菜、芹菜、菠菜、甘蔗、西瓜等。

五、春季养生食谱

橘皮白果枸杞粥

配　方　大米150克，橘皮10克，白果50克，枸杞子少许

制用法　①大米淘洗干净，浸泡30分钟；橘皮用温水清洗后切丝，白果去壳、枸杞子洗净备用。

②将大米、橘皮、白果放入锅内，加适量清水，大火煮沸后转小火熬成稠粥，加入枸杞子即可。

功效主治　白果有抗过敏、消炎杀菌的功能，与理气健脾、祛湿化痰的橘皮同煮成粥，适合在春季病毒高发期食用。

苦瓜猪肝

配　方　鲜猪肝250克，苦瓜100克，盐、鸡精、食用油各适量。

制用法　①将猪肝撕去筋膜，洗净，切成3厘米长、2厘米宽的片；苦瓜去子、去蒂，洗净，切成片。

②锅内加食用油烧热，倒入猪肝片和苦瓜片共炒，待快熟时加入盐、鸡精调味即可。

功效主治　养血补肝、清热降火。猪肝以肝补肝；苦瓜清热降火，猪肝和苦瓜一同入菜，营养互补，有补肾益肝、抗贫血、保护视力的作用。

凉拌菠菜

配　方　菠菜200克，黑芝麻50克，精盐、味精、香油各适量。

制用法　①将菠菜洗干净，放入沸水中焯2分钟，捞出后再入凉水中浸凉备用；将黑芝麻洗净晾干，倒入锅中，用小火干炒至散发出香味，盛出备用。

②将菠菜取出，沥干水分后切成小段，放入盘中，加入炒熟的黑芝麻以及精盐、味精、香油调匀即可。

功效主治　鲜香爽口，色泽碧绿，黑芝麻具有良好的养发功能，并且营养丰富，与菠菜同食后可起到护发养生的作用。

蜂蜜芹菜饮

配　方 芹菜汁 200 克，蜂王浆 5 克，适量蜂蜜。

制用法 ①将芹菜洗净后切碎榨汁。

②将蜂王浆倒入蜂蜜中，等其化开后倒入芹菜汁，搅拌均匀后即可饮用。

功效主治 本品香甜可口，散发着芹菜淡淡的香味。蜂王浆具有良好的养生保健效果，与芹菜共同做成饮品后具有减肥瘦身、滋润皮肤的作用。

鸡肉大葱粥

配　方 鸡胸肉 200 克，大葱 2 根，大米 80 克。

制用法 ①大葱洗净，去根部及老茎，取葱白部分切成段；鸡胸肉洗净切方丁，加所有调料拌匀并腌 20 分钟。

②大米淘洗干净，放入锅中，加适量水，以中火煮开，再转小火煮至熟烂成稀粥；将鸡肉丁加入粥中，以中小火煮开，加葱段，再转小火加盖焖煮 3～5分钟即可。

功效主治 这道粥具有解热、祛痰、抗病毒的作用，适合春季保持阳气之用。

菠菜猪肝汤

配　方 猪肝 100 克，菠菜 150 克，姜片、葱花、精盐、味精各适量。

制用法 ①猪肝洗净切片，加姜片、葱花拌好；菠菜择洗干净，氽烫。

②锅中加水烧开后，放入猪肝和菠菜，再次烧开，加精盐、味精调味即可。

功效主治 此汤可补肝、舒肝、养血。

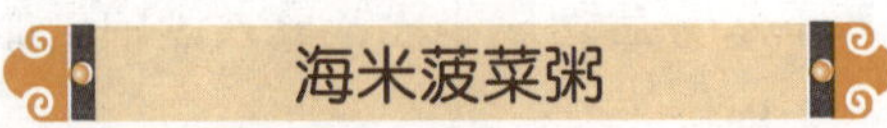

海米菠菜粥

配　方 海米 15 克，粳米 100 克，菠菜 100 克，精盐适量。

制用法 ①粳米洗净，浸泡半小时；海米泡水，菠菜洗净焯烫后切段。

❷锅内加适量水煮沸，放入粳米、海米一起熬煮成粥。

❸待粥熟后再放入菠菜稍煮片刻，最后加入精盐调味即可。

功效主治 此粥富含钙、磷等多种对人体有益的微量元素，适合春季进补食用。

红枣桂圆蜂蜜茶

配　方 红枣20克，桂圆干20个，蜂蜜少许。

制用法 ❶将红枣（去核）洗净、桂圆干洗净，备用。

❷将处理好的红枣、桂圆干放入锅里，加2杯水，用小火细熬，烧开后加入蜂蜜即可饮用。

功效主治 此款茶饮适合晚上饮用，不仅具有很好的去斑养颜效果，而且还能促进睡眠，使人睡得香甜、增强活力、保持旺盛的精力。

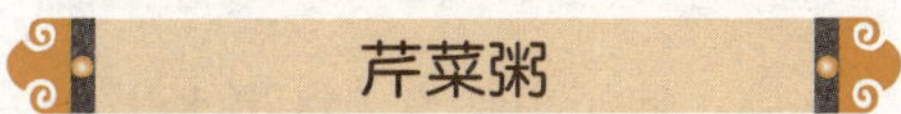

芹菜粥

配　方 芹菜150克，粳米100克。

制用法 ❶粳米洗净，浸泡半小时。

❷将芹菜连根洗净，放入锅中，加水熬煮，取汁，粳米放入汁液中，加适量水，以小火熬煮成粥即可。

功效主治 芹菜有清热利水、降血压、降血脂、净血、镇静、调经、健胃的功效，对高血压、动脉硬化、肺结核有预防和治疗作用。春季是肝火头痛和高血压的好发时期，食用芹菜粥可以清肝热、降血压、止晕。

雪菜黄豆粥

配　方 雪菜100克，黄豆20克，大米100克，精盐、鸡精、香油各适量。

制用法 ❶将雪菜洗净切细丝；黄豆洗净浸泡3小时；大米洗净浸泡半小时。

❷将黄豆、大米放入锅中，以大火煮开后，转小火慢慢熬煮；待食材熟

烂时，加入雪菜、精盐、鸡精煮至入味，最后滴入香油即可。

功效主治 雪菜具有解毒消肿、开胃消食、温中理气等功效。黄豆可健脾宽中、润燥消水，此粥适合春季调理身体之用。

胡萝卜红枣汤

配　方 胡萝卜120克，红枣40克。

制用法 ❶将胡萝卜洗净，切块备用；把红枣洗净，浸泡2小时备用。

❷将胡萝卜和红枣放入沙锅内，加入适量清水，煮约1小时左右（以红枣熟烂为度），即可食用。

功效主治 此汤喝起来甜而不腻，具有养阴益气、利气止咳的功效，对祛斑养颜有一定作用。

枣莲猪骨汤

配　方 猪脊骨1副，莲子100克，红枣150克，木香3克，甘草10克，精盐适量。

制用法 ❶将猪脊骨洗净剁小块；莲子洗净去心；红枣洗净；木香、甘草用纱布包好。

❷上述材料同放沙锅内，加适量清水，小火炖3小时，加精盐再煮10分钟即可。

功效主治 经常食用本汤可补中益气、补脾养血。

姜韭鸡蛋羹

配　方 鸡蛋2个，生姜汁、鲜韭汁、酱油、香油和精盐各适量。

制用法 ❶将鸡蛋打入碗中，充分打匀，加入鲜韭汁、生姜汁、精盐，搅匀。

❷放入蒸锅，15分钟后取出，加酱油、香油调味即可。

功效主治 本品温中助阳、和胃止呕、润燥、养心安神，对于老年体弱、胃虚寒者尤为适宜。

山药栗子粥

配 方 山药150克，栗子50克，红枣4枚，粳米100克。

制用法 ❶栗子去壳；山药去皮洗净切斜片；红枣、粳米均洗净，浸泡一段时间。

❷将栗子、红枣与粳米一起放入锅中，以大火煮开；再放入山药，转小火慢慢熬煮成粥即可。

功效主治 山药可清热解毒，提高人体免疫力，栗子为补肾强骨之果。这道山药栗子粥含有人体必需的营养物质，可维持身体健康，增强免疫力及生命活力。

夏 季

一、气候特点

《黄帝内经》中说："夏三月，此谓蕃秀，天地气交，万物华实。"意思是说，夏天天阳下济，地热上蒸，天地之气上下交合，各种植物大都开花结果，是万物繁荣秀丽的季节。

自立夏至夏至结束，即农历四、五两个月。此时由于太阳逐渐北移，使地处北半球的我国白昼渐长，夜间渐短，天气日渐炎热，万物生长逐渐茂盛。

农历六月，节气属小暑、大暑。此时气温进一步升高，昼夜温差缩小，降雨量大而集中，天气酷热而蒸闷，与前一段明显不同，故中医学中将农历六月称之为"长夏"。

总的来说，夏季可简单地用高温、高湿，多雨来形容。但就天气递变过程来说，又呈现前后两种截然不同的天气系统，即初夏的梅雨天气和盛夏的伏旱天气。

梅雨天气，云量多，日照少；气温和气压都低，相对湿度大，很不好受，伏旱天气，云量少，日照强，气温和气压迅速增高，相对湿度减少。

无论是湿热天气或伏旱天气，还是从湿热到伏旱过度的天气，对健康、对生物钟的运转都会产生不利影响，因此，应充分认识到这些特殊性，谨慎度夏，健康度夏。

二、致病因素

因夏季是阳升之极，人体阳气外发伏阴在内，气血趋向于体表，人体阳气运行畅达于外，故此时是人体新陈代谢最旺盛的时期。同时人体汗液的排泄有赖于卫气对腠理的开合作用，腠理开则汗液排泄，腠理闭则无汗。为适应炎热的夏季气候，适时调节体内温度，人体皮肤毛孔开泄而加速津液外泄，出汗液量要远大于其他季节，致使人体阳气盛于外而虚于内。因汗液为津液所化，血与津液同出一源（中医有“血汗同源”之说），而血又为心所主，故又有“汗为心之蔽”之称。夏又与心气相通，夏季多汗则易使心气涣散而不收。同时，在长夏季节空气中湿气比较重，人体的脾胃功能相对比较呆滞。如人体津液外泄过多，就会造成体内津液亏乏，阴精耗伤。

三、养生原则

五行学说认为，夏时心火当令，心火过旺则克肺金，故《金匮要略》有“夏不食心”之说。味苦之物能助心气而制肺气。故孙思邈主张：“夏七十二日，省苦增辛，以养肺气。”夏季出汗多，则盐分损失也多，若心肌缺盐，搏动就会失常，所以宜多食酸味以固表，多食咸味以补心。可以用西瓜、绿豆汤、乌梅小豆汤解渴消暑，但不宜冰镇。夏季气候炎热，人的消化功能较弱，饮食宜清淡，不宜肥甘厚味。

夏季进补以清补、健脾、祛暑、化湿为原则，可吃一些绿豆粥、荷叶粥等，适当进食鸭肉、鹅肉、鲫鱼、猪瘦肉等。每天的蛋白质摄入量在 100 ~ 120 克为宜，且要求一半以上为鱼类、瘦肉、鸡肉、蛋、奶和豆制品等优质蛋白质。

夏季注意补充水分和盐分，适当吃些苦味食物，多吃蔬菜和水果。

四、推荐蔬果

黄瓜、苦瓜、苋菜、冬瓜、西瓜、鲜藕、绿豆芽、丝瓜、香瓜、番茄、芹菜、生菜、芦笋等。

五、夏季养生食谱

山楂拌黄瓜

配 方 黄瓜5根，山楂30克，白糖50克。

制用法 ❶黄瓜洗净去掉表皮和两头，切成条状。山楂洗净剖开，入锅加水200毫升，煮15分钟后取汁液100毫升备用。

❷将黄瓜条放入锅中加水煮熟后捞出，山楂汁中放入白糖，用小火熬至白糖融化，放入已沥干水的黄瓜条拌匀即成。

功效主治 此菜味道独特，具有降脂减肥、消积清热的作用，并且十分适合患有高脂血症以及肥胖症的患者食用。

翠衣绿豆粥

配 方 西瓜皮200克，绿豆100克，银耳15克，冰糖20克。

制用法 ❶西瓜皮洗净，去除红肉、绿皮，切小块；银耳洗净泡软，去除硬蒂，撕小朵备用。

❷绿豆洗净，泡水1小时，与银耳一起放入加有水的锅中以大火煮开，转小火煮至软烂；再加入西瓜皮及冰糖继续煮1～2分钟即可。

功效主治 此粥最适合夏季食用，可预防因日晒所造成的斑点，同时有清肠、瘦身的效果。

苦瓜冰糖粥

配 方 苦瓜1根，大米100克，松花蛋1个，冰糖、精盐、葱、姜、香油各适量。

制用法 ❶将苦瓜洗净去皮去子，切成粗末，放入沸水中稍焯一下，捞出沥干，切成细末备用；大米洗净，用清水浸泡2小时备用；松花蛋去皮后切成小丁备用；葱、姜洗净切末备用。

❷锅内入水，倒入大米煮粥，待粥煮好后放入切好的苦瓜、松花蛋和冰糖，再煮5分钟后撒上葱末、姜末，倒入香油调味即可。

功效主治 风味独特，清热解暑，而且还可以保持皮肤的水分，防止皮肤干裂，具有较好的护肤作用。

银耳羹

配　方 银耳 50 克，冰糖、水淀粉、樱桃、草莓、核桃仁、香油各适量。

制用法 ❶樱桃洗净，草莓洗净，切片；银耳用温开水泡发，洗净，放入锅内。

❷锅中加清水烧沸后煮 30 分钟，加入冰糖，将火关小，一边搅拌一边加入水淀粉，稍煮，放入樱桃、草莓、核桃仁，淋上香油，盛入碗内，凉透后放入冰箱，待到凝固时即可。

功效主治 本品口味酸甜，适合作为夏季甜品。银耳含有蛋白质、脂肪和多种氨基酸、矿物质，可以提供充足的营养。

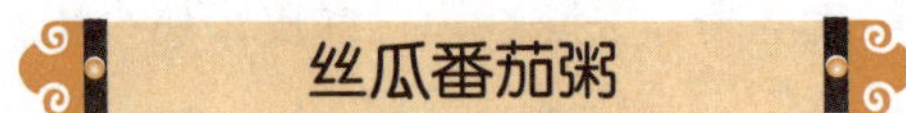

丝瓜番茄粥

配　方 丝瓜 500 克，番茄 3 个，粳米 100 克，葱姜末、盐、味精各适量。

制用法 ❶将丝瓜洗净去皮，切小片备用；番茄洗净、去蒂、切小块备用。

❷将粳米洗净放入锅内，倒入适量水置火上煮沸，然后改用小火煮至八成熟，再放入丝瓜、葱姜末、盐，煮至粥熟，最后放入番茄、味精稍煮即可。

功效主治 具有清热、化痰止咳、健胃消食的功效。

酸梅排骨汤

配　方 猪排骨 300 克，酸梅 3 个，葱、蒜、精盐、味精、白糖、黄酒、胡椒粉、香油各适量。

制用法 ❶猪排骨洗净，剁成小块，汆烫；酸梅洗净，切碎。

❷排骨放入沙锅加水烧开，撇去浮沫，将酸梅与葱、蒜、白糖、黄酒、

胡椒粉一同放入锅内，小火炖至排骨烂熟，加精盐、味精调味，淋上香油即可。

功效主治 此汤生津止咳、开胃消滞、滋阴润燥、益精补血。肺虚久咳、津少口渴、不思饮食者尤宜食用，但胃酸分泌过多者不宜食用。

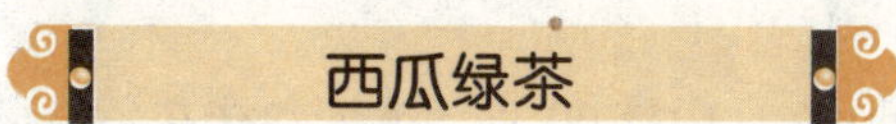

西瓜绿茶

配　方 西瓜200克，绿茶5克。

制用法 ①将西瓜洗净去皮，切块，然后放入果汁机中，榨汁备用。

②将绿茶放入锅中，注入适量的水，煮约20分钟，倒出茶汁，把西瓜汁倒入，一起搅拌均匀即可。

功效主治 此茶有清热解暑、生津止渴之功效。

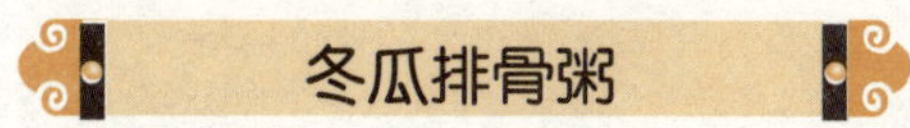

冬瓜排骨粥

配　方 冬瓜80克，大米100克，排骨150克，葱花、精盐、鸡精各适量。

制用法 ①将冬瓜去瓤，连皮洗净，切成小方块状；排骨洗净，放入沸水锅中汆烫去除血水。

②大米淘洗干净，与排骨一起放入锅中，加适量水，以大火烧沸后，改小火慢慢熬煮；待粥将成时加入冬瓜煮至熟，再加入精盐、鸡精调味，撒上葱花即可。

功效主治 此粥具有清热利尿、减肥之功效，适用于暑热烦闷，可起到清热利尿的作用。

银耳西蓝花

配　方 西蓝花300克，水发银耳400克，白糖、蜂蜜、桂花酱各适量。

制用法 ①将西蓝花洗净，切块焯水后，用凉水冲一下，沥干备用；将银耳洗净，焯水备用。

②将西蓝花、银耳放入锅中，注入适量的水，煮开后，加入蜂蜜、桂花酱，改用小火煮约30分钟，依个人喜好调入白糖拌匀即可。

功效主治 银耳滑嫩，西蓝花爽脆，有滋阴润肺、养胃润肠的功效。

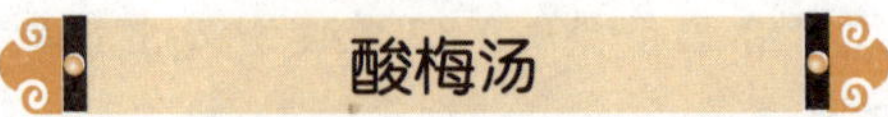

酸梅汤

配　方 乌梅50克，山楂60克，冰糖和桂花各适量。

制用法 ①乌梅、山楂均洗净，在开水中浸泡1小时。

②将二味材料放入锅中加水小火煮30分钟，加入冰糖和桂花，再煮10分钟即可。

③滤去残渣，冷却后冰镇1小时饮用。

功效主治 此汤有解暑降温，生津止渴，助消化的功效，适宜在夏季饮用。

红枣莲子鸡汤

配　方 枸杞子30克，红枣12个，干莲子60克，鸡肉210克，水800毫升，盐少许。

制用法 ①枸杞子、红枣洗净，鸡肉洗净、切块，莲子洗净备用。

②把枸杞子、红枣、鸡块、莲子放入水中，大火煮开，捞除浮沫，改用小火焖煮至食材软烂，最后加盐调味。

功效主治 红枣、莲子有养心益肾之功，可安神排毒，还可以治疗失眠。本品集排毒、去斑等养生功效于一身，但不适合经常饮用，容易上火。

板栗桂圆粥

配　方 栗子10个，桂圆肉60克，大米50克，白糖适量。

制用法 ①栗子洗净，浸泡3小时，剥壳备用，大米洗净，浸泡半小时。

②锅中加入适量水，放入大米和栗子大火煮开，改小火煮40分钟；放入桂圆肉和白糖继续煮10分钟即可。

功效主治　这道粥可补心益肾、宁心安神、健脑益智，适用于夏季因燥热而引起的头昏头晕、记忆力下降等。

消暑三豆汤

配　方　绿豆、赤豆、黑豆各10克。

制用法　①将三种豆子均洗净，浸泡，放入锅中，加入适量清水，大火煮沸。

②转小火熬至豆子熟烂，冷却后食用。还可加少许薏米同煮，效果更佳。

功效主治　清热解暑、利水消肿、解毒除烦，可治伤风感冒、夏季头痛、鼻塞不通，也是夏令消暑清热佳品。

山药蜂蜜粥

配　方　山药200克，大米100克，蜂蜜适量，食用油适量。

制用法　①将山药去皮洗净，切成小块；大米洗净，浸泡一段时间。

②油锅烧热，放入山药略炒，加入蜂蜜煮至熟，盛出。

③将大米和水放入锅中以小火慢慢熬煮，待粥成时加入山药再煮开即可。

功效主治　山药具有健脾、补肺、固肾、益精等功效，与具有清热解毒作用的蜂蜜同煮成粥，可润燥、除烦。

荷味莲藕粥

配　方　荷叶1大张，莲藕150克，粳米80克，白糖适量。

制用法　①荷叶洗净；莲藕洗干净切成小粒；粳米淘洗干净，备用。

②荷叶放入锅中，加适量水煎煮一段时间，用滤网滤取汁液；再将莲藕粒、粳米、荷叶汁和适量水一同放入锅中煮成稀粥，最后加白糖调味即可。

功效主治　这道粥具有清热、解暑、和胃的功效，适用于因夏热食欲不振的人群，是夏季养生的理想粥品。

秋季

一、气候特点

秋季，是冬季风和夏季风的过渡季节，冬季风干燥寒冷；夏季风湿热潮润。正常情况下，入秋以后，冬季风从近地面大气层逐渐推进，逐渐南下而取代夏季风，但持续时间较长，反反复复形成拉锯战，为期一般为 50 ~ 60 天。这段时期，天气比较稳定，形成风力微弱、阳光灿烂的秋高气爽的天气，与春天一样宜人，偶尔也会出现坏天气。

二、致病因素

人们常以“风高物燥”来形容秋季。燥为秋季的主气，称为“秋燥”；不管是早秋的“温燥”还是晚秋的“凉燥”，燥邪的性质和致病特点是易伤津液，易伤肺和大肠。由于其天气不断收敛，空气中缺乏水分的滋润而成为肃杀的气候，这时候人们常常会觉得口鼻干燥、口渴不止、皮肤干燥，甚至大便干结等。在初秋七月，暑气余威尚盛又兼雨水甚多，所以中医将农历七月称为长夏；长夏主湿而脾主长夏，故早秋七月以脾胃病居多。且长夏七月天气尚热，人们喜食生冷瓜果、冰冻饮料，更助湿邪，损伤脾阳，所以秋七月易见腹满、腹泻之症。脾阳不振不能运化水湿，水湿停聚而生痰，可为冬天的慢性支气管炎等疾病的复发种下病根。

三、养生原则

秋季是阳气渐收、阴气渐长，由阳盛转变为阴盛的关键时期，是万物成熟收获的季节。人体阴阳的代谢也开始向阳消阴长过渡。因此，秋季养生，凡精神情志、饮食起居、运动锻炼，皆以养收为原则。

秋季进补应以清补、平补为主，以免加重秋燥。可选用梨、荸荠、百合、莲子、桂圆、红枣、栗子、萝卜、银耳、兔肉、牛羊肉、豆浆和蜂蜜等，还适宜食用黄芪、人参、沙参、枸杞子和何首乌等补品。

秋季重在养阴护阳，可选择食用莲子粥、枸杞粥、牛奶粥和八宝粥等，也可多吃一些带有温补性质的牛肉、羊肉、狗肉之类，以滋阴壮阳、温补血气、增强体质。

秋季可适量吃些雪梨、鸭梨，生食能清火，蒸熟能滋阴，还可吃秋梨膏等养阴清肺之品，对防秋燥大有裨益。

秋高气爽、空气干燥，随着暑气消退，人们的食欲逐渐提高。立秋之后，不论是西瓜还是香瓜、菜瓜，都不能多吃，否则会损伤脾胃的阳气。因气候干燥，在饮食上，要注意少吃辛燥的食品，如辣椒、生葱等，宜食用蜂蜜、枇杷、甘蔗、菠萝等柔润食物。同时主张秋季早晨要多喝点粥。

四、推荐蔬果

百合、白萝卜、葡萄、枇杷、菠萝、花椰菜、荠菜、胡萝卜、芒果、杏仁、番茄等。

五、秋季养生食谱

花生猪肝粥

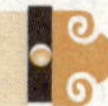

配　方 芝麻 20 克，花生 50 克，猪肝 100 克，山楂 40 克，粳米 80 克。

制用法 ①猪肝洗净切片；花生去壳洗净；粳米洗净，浸泡半小时。

②将花生放入锅中，注入清水，煮 1 小时；待花生熟后，放入洗净的粳米煮 30 分钟后，再放入猪肝、山楂、芝麻煮 10 分钟即可食用。

功效主治 此粥含有丰富的蛋白质、卵磷脂以及多种微量元素，具有补肝明目、滋阴润燥之功效。

糖醋莲藕

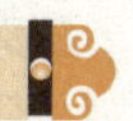

配　方 莲藕 1 节，黄酒、盐、白糖、米醋、香油、花椒、葱花各适量。

制用法 ①将莲藕去节、削皮，粗节一剖两半，切成薄片，用清水漂洗干净。

②油锅烧热，放入花椒，炸香后捞出，再下葱花略煸，倒入藕片翻炒，加入黄酒、盐、白糖、米醋，继续翻炒，待藕片熟透，淋入香油即成。

功效主治 莲藕是传统止血药物，有止血、止泻功效。

海参木耳猪肉汤

配　方　海参100克，木耳50克，红枣10个，猪瘦肉100克，香油、精盐、姜片各适量。

制用法　❶海参洗净、切片；猪瘦肉洗净，切块。

❷将海参、木耳、红枣、猪瘦肉、姜片放入沙锅内，加水炖30～50分钟，放入香油、精盐，5分钟后即可食用。

功效主治　本汤养血驻颜、延缓衰老、增强机体免疫力、清胃涤肠、补肾益精、除湿壮阳、通便利尿。

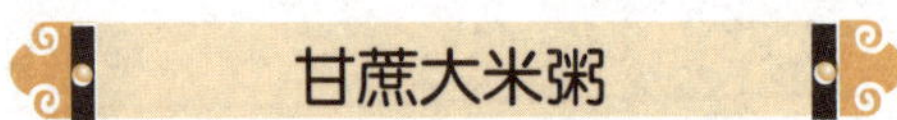

甘蔗大米粥

配　方　新鲜甘蔗500克，大米120克。

制用法　❶甘蔗去皮，切段，榨汁。

❷大米洗净，放入锅内，加入甘蔗汁和适量清水，小火熬煮至粥熟即可。

功效主治　适用于肺炎引起的干咳盗汗、口干纳少、神疲乏力等症。

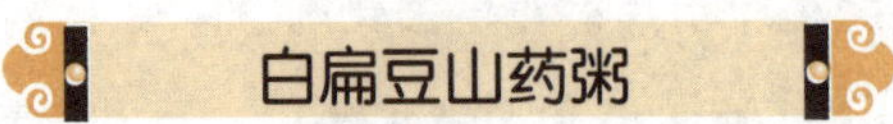

白扁豆山药粥

配　方　白扁豆30克，大米100克，山药10克，葱花、精盐各5克。

制用法　❶将白扁豆、山药洗净，加水先煲30分钟。

❷再加入洗净的大米和适量水煲至成粥；调入精盐，煲至入味，撒上葱花即可。

功效主治　这道粥营养价值很高，含有丰富的矿物质、蛋白质、维生素等营养物质，具有健脾、化湿之功效，用于秋季脾胃虚弱、食欲不振、大便溏泻、白带过多、胸闷腹胀等症。

茄子瘦肉汤

配　方　茄子2个，猪瘦肉150克，鸡蛋1个，清汤、盐、味精各适量。

制用法 ①茄子洗净，切片，猪瘦肉洗净，切丁，汆烫；鸡蛋打散成蛋液。

②油锅烧热，放入肉丁翻炒，然后倒入茄子同炒片刻，加入清汤，小火炖煮至熟，淋入鸡蛋，加盐、味精调味即可。

功效主治 茄子清热止血，消肿止痛；猪瘦肉补肾养血，滋阴润燥。

沙参银耳小米粥

配　方 沙参50克，银耳20克，小米50克，冰糖10克。

制用法 ①银耳泡发洗净，摘成小朵，小米淘洗净，浸泡一段时间；沙参洗净，放入锅内。②锅内加入清水，先煮30~40分钟，捞出沙参；再将银耳、小米放入汁液中煮1小时，放入冰糖，再煮10分钟即可食用。

功效主治 这道粥具有健脾开胃、益气清肠、滋阴润燥之功效，适合秋季进补之用。

白萝卜冰糖汁

配　方 白萝卜400克，冰糖适量。

制用法 ①白萝卜洗净，切薄片，放入碗内，加入冰糖。

②放置12小时，滤取溶出的糖水，即可饮用。

功效主治 白萝卜辛甘性凉，能下气消食、清热凉血、生津止咳，配以冰糖冷饮能清泻肺火。

什锦水果羹

配　方 苹果100克，草莓、猕猴桃各80克，甜瓜50克。

制用法 ①苹果洗净，去皮去子，切块，甜瓜洗净，去皮去子后，切成丁，草莓除去根叶洗净，从中间切开成两瓣；猕猴桃剥去外皮，切成块。

②将苹果丁、甜瓜丁、猕猴桃块、草莓瓣一同放入锅内，加清水大火煮沸，转小火再煮10分钟即可。

功效主治 吃苹果既能减肥，又能帮助消化，与草莓、猕猴桃、甜瓜同食，可有效瘦身。

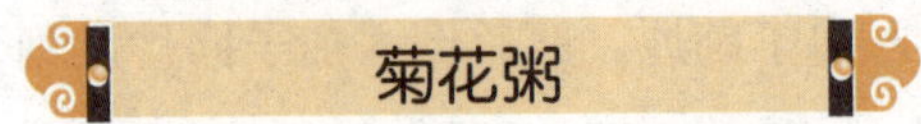

菊花粥

配　方 菊花 60 克，大米 100 克。

制用法 ❶大米洗净。菊花洗净煎汤，去渣取汁。

❷用菊花汁液与大米煮成粥食用。

功效主治 本粥清热镇静、明目、延缓衰老、增强体力，对秋季风热型感冒、心烦咽燥、目赤肿痛等有较好的疗效，同时对心血管疾病也有较好的防治作用。

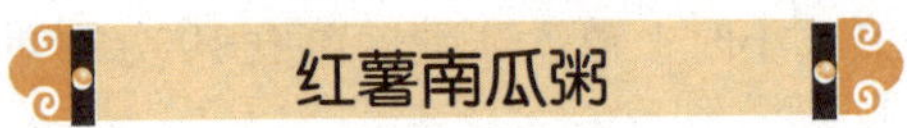

红薯南瓜粥

配　方 大米 100 克，南瓜、红薯各 150 克

制用法 ❶将南瓜、红薯洗净，去外皮，切成块备用。

❷将大米淘净，和南瓜、红薯一同入锅，加适量清水混合熬煮，待熬煮至米粒软烂、汤汁黏稠时即可熄火。

功效主治 红薯具有补虚乏、益气力、健脾胃、强肾阴的功效，南瓜可润肺益气、化痰排脓、治咳止喘。将红薯与南瓜同煮成粥，尤其适合秋季养生之用。

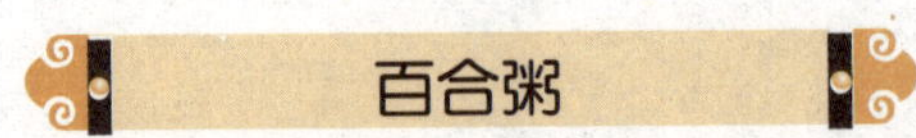

百合粥

配　方 鲜百合 15 克，熟地 30 克，地骨皮 20 克，粳米 80 克，冰糖适量。

制用法 ❶熟地、地骨皮一同放入沙锅中，加适量水，煎熬 30 分钟后，滤取药汁。

❷粳米淘洗干净，与药汁、百合一同放入沙锅中，以小火煮粥；至粥熟时加入冰糖溶化即可。

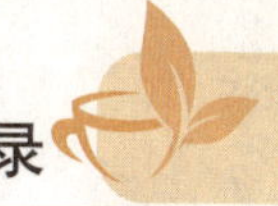

功效主治 这道药膳具有滋阴润肺、清热降火、止血的作用，可为秋季养生之用。

香蕉燕麦粥

配　方 燕麦片20克，大米100克，香蕉20克。

制用法 ❶将大米洗净；香蕉去皮，切片。

❷将大米放入锅中加适量清水，小火煮至米烂汤稠，然后将燕麦片缓缓倒入锅中，并不停搅拌，直至燕麦片完全绵软；出锅前，放入香蕉片即可。

功效主治 香蕉被称为快乐水果，此粥可舒缓情绪。

银耳雪梨粥

配　方 大米100克，银耳20克，雪梨30克，冰糖适量。

制用法 ❶银耳用水泡发，洗净撕成小块，雪梨洗净去皮、去子，切小块；大米洗净。

❷将大米、银耳、雪梨一同放沙锅中，加适量清水熬煮至米烂粥稠，出锅时放入冰糖即可。

功效主治 银耳、雪梨有滋阴、润肺、生津、补虚的作用，两者搭配可以清热生津、润肺止咳。此粥具有润肺止咳，养颜美容的功效，老少皆宜。银耳能提高肝脏解毒能力，起保肝作用；银耳富有天然植物性胶质，加上它的滋阴作用，长期服用可以润肤，并有祛除脸部黄褐斑、雀斑的功效。

荸荠炒芹菜

配　方 荸荠100克，芹菜150克，豆腐干200克，青椒50克，炒杏仁10克，葱段15克，大蒜片5克，姜末、精盐、黄酒、香油、味精、水淀粉和高汤各适量。

制用法 ❶豆腐干洗净切片，青椒、芹菜均洗净切段，荸荠去皮切片。

❷油锅烧热，放豆腐干和黄酒翻炒，放入青椒、芹菜和荸荠，加高汤、

炒杏仁、葱段、大蒜片、姜末和精盐，迅速翻炒，加味精，以水淀粉勾芡收汁，淋上香油即可。

功效主治 这道菜滋阴凉血、降血压、降血脂、防治动脉硬化、润燥通便。

冰糖蒸梨

配　方 梨1个，冰糖10克。

制用法 ❶梨洗净，去皮，去子切两半。

❷把冰糖放在梨核的位置，梨放入碗内，上锅隔水蒸15分钟，即可。

功效主治 梨是我国传统的食疗补品，可以滋阴润肺、止咳祛痰，对嗓子具有良好的润泽保护作用。

冬　季

一、气候特点

冬季，冷空气活动频繁，每次冷空气的到来都会出现一次明显的降温、大风和雨雪过程，而后又转晴，并逐渐转暖回升，形成“三月寒，四月暖”的寒暖交替的天气变化。

每次寒潮来袭，气温就会突然骤降。当寒潮前锋到来时，往往出现大风、雨雪天气。南下的冷空气和寒潮交锋与原来滞留的暖湿气流相遇，形成锋面，称为“寒潮冷锋”。

当各地受寒潮的控制时，天气转晴，风力减小，气压升高，气温陡降，并可能发生严重霜冻。

二、致病因素

肾关系着人的生、长、壮、老、死全程。肾是五赃之本、生命之根，肾的阴阳平衡对五脏乃至生命的阴阳平衡都有着重要影响，所以保肾精对维持人体生命平衡有着重大童义。冬天寒气最重，寒气伤人时称为寒邪，而寒邪

最易伤人的肾；因肾气是水脏，其性为寒，这样天时的寒气和人体之肾两寒相逢，雪上加霜。肾阳受损就会出现怕冷、肢凉、小便清长、大便稀溏，苔白质淡、脉沉无力，甚至出现腰腿肿等情况，所以冬天最要小心养肾。同时，肾气充盈则精力充沛，筋骨强健，步履轻快，神思敏捷；肾气亏损则阳气虚弱，腰膝酸软，易感风寒，生疾病等；冬季肾脏功能正常，可调节肌体适应严冬的变化，否则会使新陈代谢失调而引发疾病。此外，冬气通于肾且“冬主闭藏”，在人体“肾藏精”、在自然界“冬藏精”。根据这个理论，千百年来在民间就形成一个习俗，即冬令进补，重点补肾。

三、养生原则

气候寒冷，虽宜热食，但燥热食物不可过量食用。饭菜口味可适当浓重一些，要有定量脂肪的摄入，同时应注意摄取一定量的黄绿色蔬菜，如胡萝卜、油菜、菠菜等，避免发生维生素 A、维生素 B_2、维生素 C 缺乏症。为了防御风寒，在调味品上可以多用些辛辣食物，如辣椒、胡椒、葱、姜、蒜等。对于年老体虚者，冬季是饮食进补的最好时机。

为了增强体质，许多人往往习惯于在冬令时服用人参、鹿茸、阿胶、黄芪之类的补品，固然对人体有益，但服用一定要得当，要根据自身的身体素质和体质特性，选择适当的食物进行进补。如果服用不当则会带来一些不良反应，而适当地进行食补既经济实惠又没有不良反应。所以，冬令进补养生一定要遵循“药补不如食补”的原则。

《四时调摄笺》说：“冬月肾水味咸，恐水克火，故宜养心。”冬季为肾经旺盛之时，肾主咸、心主苦，从我国医学五行理论来说，咸胜苦，肾水克心水，若咸味多就会使本来就偏亢的肾水更亢，从而使心阳的力量减弱。所以，冬季应多食些苦味的食物以助心阳，这样就能抵御过亢的肾水。但忌食黏、硬、生、冷的食物，因此类食物多属阳，易使脾胃之阳受损。如脏腑热盛、上火或发热时，可适当吃些冷食，但不宜过多过量，以防损伤脾胃。

四、推荐蔬果

红枣、桂圆、大白菜、白萝卜、胡萝卜、黄豆芽、绿豆芽、油菜、卷心菜、心里美萝卜、甘薯、土豆等。

五、冬季养生食谱

山药炖鸭

配　方 鸭500克，山药200克，红枣、枸杞子各50克，葱姜、茴香、花椒、香叶、陈皮、黄酒、冰糖、盐、胡椒粉各适量。

制用法 ❶将鸭肉洗净后切块（所有皮和肥肉都去掉，这样吃起来不油腻）。入冷水中煮开，关火捞出鸭肉，用冷水反复冲洗2~3次。

❷锅中加冷水，放入鸭肉、葱段、姜片、茴香、花椒、香叶、陈皮、黄酒。大火烧开后转中小火炖50分钟。

❸加盐调味，放2块冰糖，山药块、红枣和枸杞子再炖10分钟。出锅加胡椒粉和葱花即可。

功效主治 山药含有多种营养素，有强健机体、滋肾益精的功效。

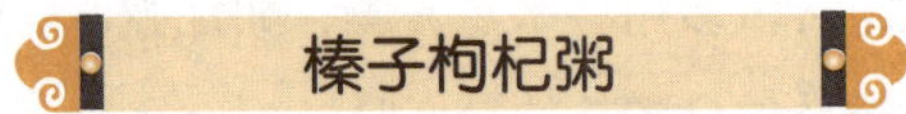

榛子枸杞粥

配　方 榛子仁50克，枸杞子30克，粳米100克。

制用法 ❶将榛子仁捣碎，与枸杞子一同加水煎汁，去渣留汁。

❷粳米淘洗净，放入药汁中以小火熬煮成粥即成。

功效主治 榛子富含油脂，有利于脂溶性维生素在人体内的吸收，枸杞子可生精补髓、滋阴补肾、益气安神、强身健体。这道粥具有补脾胃、益气血之功效，抗寒能力也很强，适合冬季食用。

香菇虾仁豆腐羹

配　方 水发香菇250克，虾仁200克，豆腐1盒，番茄1个，火腿、食用油、葱段、香菜叶、姜片、盐、胡椒粉、味精、香油各适量。

制用法 ❶香菇洗净，切成丁，泡香菇的水留用；番茄洗净后用沸水烫一下，去皮，切成小块；火腿切菱形片，豆腐洗净切成小方块；虾仁洗净，加适量盐和胡椒粉拌匀。

❷锅中倒食用油烧热，爆香葱段、姜片，然后将葱段、姜片捞出不要，

再加入香菇煸炒2分钟取出，放入虾仁也同样煸炒2分钟。

③锅中倒入浸泡过香菇的水烧沸，加入豆腐块，水沸腾后，加入香菇，水再沸腾后，分别加入番茄、火腿、虾仁，待水再次沸腾后，加盐、味精调味，滴香油，离火，撒上香菜叶即可。

功效主治 香菇补肝肾、健脾胃、安神益智；番茄健胃消食、凉血平肝、虾仁滋补壮阳。此汤含有丰富的蛋白质，有益气开胃、补肝肾、补钙、滋阴壮阳之功效。

山菌乌鸡汤

配　方 乌鸡250克，胡萝卜100克，新鲜白蘑菇、荸荠、黑木耳各50克，香菇20克，精盐适量。

制用法 ①乌鸡收拾干净，切块；胡萝卜、白蘑菇、香菇均洗净，切块。

②乌鸡、胡萝卜、香菇和黑木耳一同放入沙锅内，加适量清水大火烧开，改小火炖1小时，加白蘑菇、荸荠大火煮沸，改中火煨20分钟，加精盐调味即可。

功效主治 益气养阴，化瘀通络，有助于在冬季保护心脏。

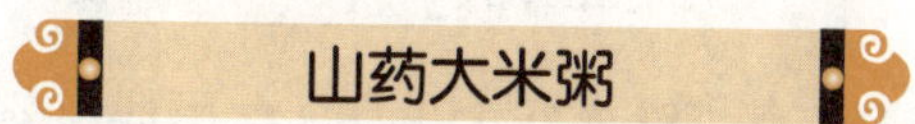

山药大米粥

配　方 山药50克，大米150克，蜂蜜、油各适量。

制用法 ①将山药去皮洗净，切成小块；大米洗净。

②油锅烧热，放入山药炒熟。

③锅中放入大米，加水熬煮成粥，再加入炒熟的山药煮开即可。食用前加入蜂蜜拌匀。

功效主治 本粥可防止动脉硬化，增强免疫力，延缓衰老，适宜在冬季食用。

桂圆枸杞鸡汤

配　方 鸡肉400克，桂圆100克，枸杞子25克，盐适量。

制用法 ❶鸡肉洗净，切块，桂圆去壳，枸杞子洗净后用水浸泡片刻。

❷鸡肉块放入沸水中焯烫后捞出，冲净后放入锅中，将桂圆、枸杞子一起放入锅中，加适量水，用大火煮沸，然后再转小火慢炖30分钟，加盐调味即可。

功效主治 此汤具有温补体虚、促进血液循环、治疗心神不宁、失眠多梦、调养肌肤的功效。

百合小米粥

配　方 百合30克，小米80克，白糖适量。

制用法 ❶将百合择除杂质，洗净；小米洗净，放入水中浸泡一段时间。

❷将小米放入锅中，加适量清水，以大火煮沸，转小火慢慢熬煮；待小米煮熟时，加入百合、白糖煮至粥稠即可。

功效主治 百合有润肺止咳、宁心安神、助睡眠的效果，这道粥品可缓解冬季咳嗽，预防慢性支气管炎。

韭菜炒羊肝

配　方 韭菜150克，鲜羊肝250克，食用油、姜、葱、盐、味精各适量。

制用法 ❶韭菜洗净切段，备用；姜洗净切片；葱洗净切段备用。

❷羊肝洗净，撕去筋膜，切成薄片。

❸锅内倒油烧热，放入羊肝翻炒，待羊肝变色即放入韭菜段、葱段、姜片、盐，翻炒片刻，最后放入味精炒匀即可。

功效主治 韭菜滋阴壮阳、生血补气；羊肝补血益肝、育阴柔肝。两者同食，可滋阴壮阳。

猪腰炒核桃

配　方 核桃仁30克，鲜猪腰2个，食用油、葱花、盐、鸡精、水淀

粉各适量。

制用法 ①猪腰洗净，去筋膜，切成片。

②锅中放少许食用油，烧至油热，爆香葱花，放入切好的猪腰和核桃仁炒熟，加少许盐、鸡精调味，用水淀粉勾芡即可。

功效主治 猪腰性平，可补肾益智；核桃可补血养气、补肾填精。二者一同入菜，可滋补肝肾、强腰壮体。

小米桂圆粥

配　方 小米100克，粳米50克，桂圆15克，白糖适量。

制用法 ①将小米、粳米洗净，放入沙锅。

②锅内加入桂圆和适量清水，大火烧开，改小火熬至米烂粥稠，加入白糖搅匀即可。

功效主治 这道粥可滋阴养血、健脑安神、补养心脾、抗衰老。

葱爆酸甜牛肉

配　方 牛里脊肉350克，大葱150克，香油、黄酒、酱油、姜丝、胡椒粉、味精、米醋、白糖各适量。

制用法 ①将牛里脊肉洗净，剔去筋膜，切成薄片放碗中，加黄酒、酱油、胡椒粉、味精、白糖、姜丝抓匀，再用香油拌匀，大葱洗净，切斜片。

②油锅烧至八成热，下牛里脊片、葱片，迅速搅炒至肉片断血色，滴入米醋翻炒至熟，起锅装盘。

功效主治 葱香肉嫩，咸鲜可口。牛肉富含优质蛋白质，冬天吃牛肉不仅补益身体，还能抵抗寒冷。

南瓜粥

配　方 南瓜250克，粳米80克，白糖少量。

制用法 ①先将南瓜蒸软备用。

②将淘洗净的粳米下锅，加入适量的水，大火煮开3分钟，加入蒸好的南瓜不停搅拌直至再次煮开，开小火继续煮15～20分钟；加入适量的白糖或者放凉后加入蜂蜜即可。

功效主治 此粥具有健脾胃、补气益肾、养血安神之功效，适用于失眠以及体虚乏力虚肿、泄泻、口渴、咳嗽少痰等患者食用。

胡椒猪肚汤

配　方 猪肚1只，胡椒15克，盐适量。

制用法 ①猪肚洗净，氽烫至呈白色时捞出刮洗干净，除去油脂；胡椒研末，放入猪肚，用线扎紧。

②将猪肚放入锅内，加适量清水，小火炖煮至熟，加盐调味即可。

功效主治 温脾胃，祛寒。适用于萎缩性胃炎引起的胃脘冷痛。

松仁黑芝麻粥

配　方 松子、熟黑芝麻各10克，大米100克，黑芝麻粉50克。

制用法 ①将大米淘洗净，放入水中浸泡一段时间，松子去壳和膜。

②将大米、黑芝麻粉、松子一起放入锅中煮成粥；最后放入松子、熟黑芝麻稍煮片刻即可。

功效主治 这道粥富含蛋白质、糖类、脂肪，具有养阴、润肺、滑肠等功效，冬季常食可滋补身体，提高抗寒能力。

板栗扒白菜

配　方 白菜心400克，板栗100克，葱花、姜末、水淀粉、盐各适量。

制用法 ①白菜洗净，切成小片，先放入锅内煸炒，板栗去皮，洗净，然后在油锅内过油，取出备用。

②油锅烧热，放入葱花、姜末炒香，接着放入白菜与栗子同炒，用水淀

粉勾芡，加盐调味即成。

功效主治 白菜含有丰富的膳食纤维，不但能起到润肠、促进排毒的作用，还可刺激肠胃蠕动、缓解便秘。

牛肉胡萝卜鸡蛋粥

配 方 大米80克，嫩牛肉100克，鸡蛋1个，胡萝卜丁少许，高汤适量，醪糟、酱油、淀粉、精盐各适量，胡椒粉、葱花各少许。

制用法 ❶大米洗净浸泡半小时；牛肉切薄片，加入醪糟、酱油、淀粉腌10分钟。

❷大米放入锅中加入高汤，以大火煮沸后，加入胡萝卜丁、牛肉片，改成小火熬成粥；磕入鸡蛋煮至熟，再加入精盐、胡椒粉调匀，最后撒上葱花即可。

功效主治 本粥安神益气、养胃健脾、补虚壮骨、消肿利肾、除湿气，适合在冬季常食。

香菇萝卜汤

配 方 白萝卜500克，香菇50克，豌豆苗30克，精盐、味精、胡椒粉、清汤、黄酒各适量。

制用法 ❶将白萝卜洗净去皮，切成细丝，放入沸水中焯至八成熟后捞出沥水备用。豌豆苗洗净后用沸水稍焯，捞出备用。香菇用清水泡发后洗净，切成细丝备用。

❷将精盐、味精、清汤、黄酒共同放入锅中加水煮沸后，放入白萝卜丝、香菇丝稍烫一下，捞出放入汤碗。然后将豌豆苗放入锅中稍焯，将锅内清汤倒入盛放白萝卜丝的汤碗内，撒上胡椒粉即可。

功效主治 此汤能够加速脂肪的消耗，经常食用还可有效延缓衰老，具有减肥养生的作用。

药食同源，蔬果赶走亚健康

失眠健忘

一、推荐蔬果

香蕉、核桃、红枣、桂圆、莲子、葵花子、银耳、黄花菜、芹菜、莴笋等。

二、养生食谱

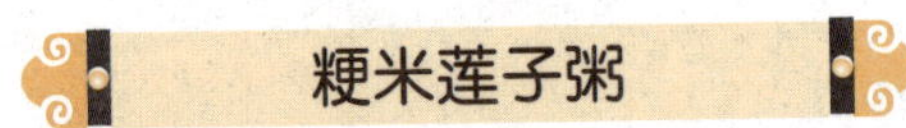

粳米莲子粥

配　方　粳米100克，莲子20克。

制用法　将嫩莲子发涨后，在水中用刷擦去表层，抽去莲心，冲洗干净后放入锅内，加清水在火上煮烂熟，备用。将粳米淘洗干净，放入锅中，加清水煮成薄粥，粥熟后掺入莲子，搅匀，趁热服用。空腹服或当饭吃。

功效主治　健脾补肾。适用于脾虚食少、便溏、乏力、肾虚尿频、遗精、心虚失眠、健忘、心悸等症。可作为病后体弱者之保健膳食。

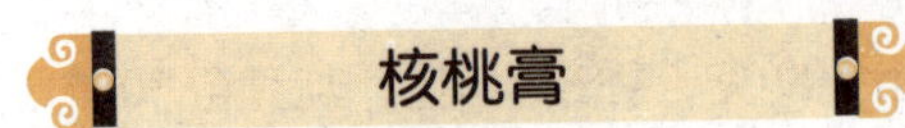

核桃膏

配　方　松仁、核桃仁各30克。

制用法　①将二者去皮，晒干研末。

②加蜂蜜250毫升，调匀即可服用。每日2次，每次取5克，开水冲服。

功效主治　益精润燥、补脑安神。核桃含有丰富的蛋白质、脂肪、维生素A、维生素E、B族维生素、烟酸及钙、磷、铁、锌、锰、铬等人体所需的营养物质，有抗衰老、健脑、强心等重要作用。松子仁是补五脏、补虚损、益智力佳品。蜂蜜也是润养补益之品，有明显的抗衰老和益智作用。适宜于腰膝酸软、健忘失眠、心神不宁、大便干燥者服。

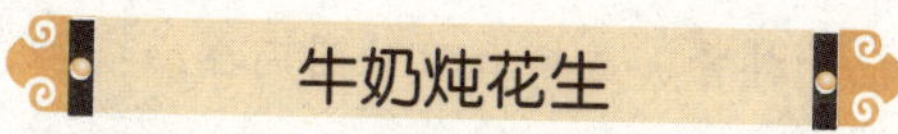

牛奶炖花生

配 方 花生米 100 克，枸杞子 20 克，银耳 30 克，牛奶 1500 毫升，冰糖适量。

制用法 ①将银耳、枸杞子、花生米均洗净。

②花生米放入温水中浸泡。

③锅中放入牛奶，加入银耳、枸杞子、花生米、冰糖，煮至花生米烂熟时即成。

功效主治 本品镇静安神、健脑益智。适用于健忘失眠。

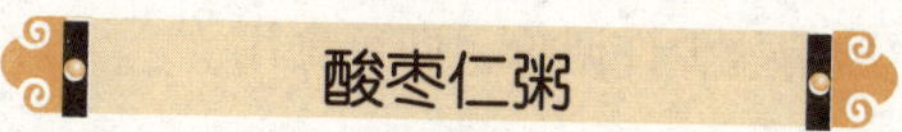

酸枣仁粥

配 方 酸枣仁 15 克，粳米 100 克，精盐、味精各适量。

制用法 ①将酸枣仁洗净，粳米洗净，浸泡半小时备用。

②粳米加水煮至粥将熟，加入酸枣仁，再煮片刻；待粥稠时，加入精盐、味精拌匀即可。

功效主治 此粥具有养心、安神、敛汗的功效。适用于健忘失眠。

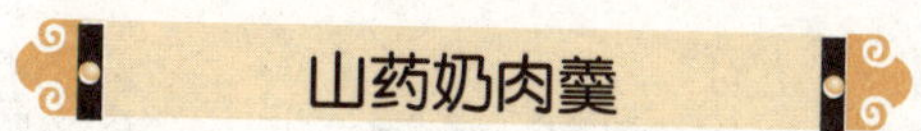

山药奶肉羹

配 方 瘦羊肉 400 克，山药 150 克，牛奶、精盐、姜片各适量。

制用法 ①羊肉洗净，切片；山药去皮，洗净，切片。

②将羊肉、山药、姜片放入锅内，加入适量清水，小火炖煮至肉烂，出锅前加入牛奶、精盐，稍煮即可。

功效主治 此羹益气补虚、温中暖下，可改善睡眠质量。

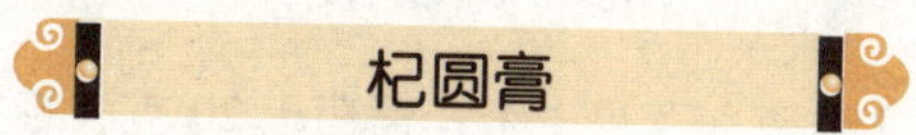

杞圆膏

配 方 枸杞子、桂圆肉各等分。

制用法 ①加水，用小火多次煎熬至枸杞子、桂圆肉无味。

②去渣，继续煎熬成膏。每次 1 ~2 匙，沸水冲服。

功效主治 枸杞子补肾、益精血，桂圆肉养血安神、益智。适用于肝肾不足，血不养心，腰膝酸软，头昏耳鸣，心悸健忘等症。

燕窝椰子鸡汤

配　方 燕窝 15 克，椰子半个，山药、枸杞子各 10 克，红枣 2 颗，母鸡 1 只，生姜适量。

制用法 ①将燕窝浸透，漂洗干净。

②椰子取肉切块，山药切片，枸杞子、生姜去皮切 2 片，红枣去核。

③将母鸡杀洗干净，去毛，去内脏，去肥膏，与所有材料放入盅内，加开水，炖约 4 小时，加精盐少许调味，即可食用。

功效主治 本汤健脾补气，补血养颜，健体润肤，长肌肉。可作为身体虚弱、血气不足、面黄肌瘦、气喘痰多、胃口欠佳、精神萎靡、失眠、心跳者的辅助食疗。

百合炒鸡蛋

配　方 鲜百合 150 克，鸡蛋 3 个，精盐、白糖、味精、胡椒粉、油各适量。

制用法 ①百合斜刀切成片状，汆烫，沥干水分；鸡蛋打散。

②油锅烧至六成热，将鸡蛋下锅炒散，然后放入百合，加入精盐、白糖、味精、胡椒粉，炒拌均匀，出锅装盘即成。

功效主治 百合入心经，能清心除烦、宁心安神，用于热病后余热未消、神思恍惚、失眠多梦、心情抑郁等病证。

葡萄干苹果粥

配　方 粳米 150 克，苹果 1 个，葡萄干 20 克，蜂蜜适量。

制用法 ①粳米洗净沥干，备用；苹果洗净去皮，切成小方丁，要立即放入清水锅中，以免氧化后变成黑色。

②锅内放入粳米、苹果丁，加适量清水大火煮沸，改用小火熬煮 40 分

钟。食用时加入蜂蜜、葡萄干搅匀即可。

功效主治 葡萄干对改善失眠有很好的作用。此粥还能促进大脑发育，增强记忆力。

猕猴桃蜂蜜饮

配　方 猕猴桃、蜂蜜各适量。

制用法 ①将猕猴桃洗干净去皮，切块。放入果汁机中打成果汁。

②加入蜂蜜即可饮用。

功效主治 此饮有调整内分泌及新陈代谢，增进食欲，改善睡眠，补充体力，解除疲劳，稳定情绪，镇静心情的功效。适宜于情绪低落、失眠、健忘、便秘以及更年期患者常饮。

花生粥

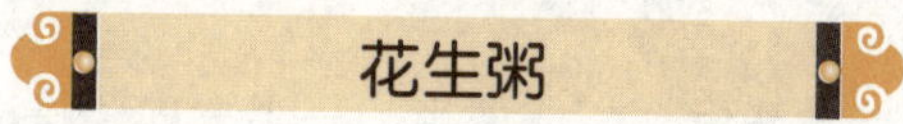

配　方 花生米 100 克，大米 150 克，白糖适量。

制用法 ①花生炒熟后切碎；大米淘洗干净。

②将大米放入锅内加水煮粥，煮至米烂粥稠，出锅前，加入花生碎、白糖，搅拌均匀即可。

功效主治 花生中的维生素 E 和锌能增强记忆，促进脑部发育。每天吃一些，还可以改善睡眠质量。

食欲不振

一、推荐蔬果

山楂、木瓜、李子、芹菜、芥菜、豇豆、番茄、白萝卜、莴笋、蚕豆、柿子椒等。

二、养生食谱

辣子鸡

配　方 四川红辣椒100克，仔鸡500克，食用油、盐适量。

制用法 ①将仔鸡去内脏，切成小块；红椒洗净切段。

②大火热锅，油炒鸡块，再加适量精盐焖煮。待仔鸡八分熟，入红椒翻炒，焖熟即可出锅。

功效主治 此菜肴具有补益气血、温中开胃的功效，适用于寒滞腹痛、呕吐、食欲不振、消化不良、小便频数等病症。

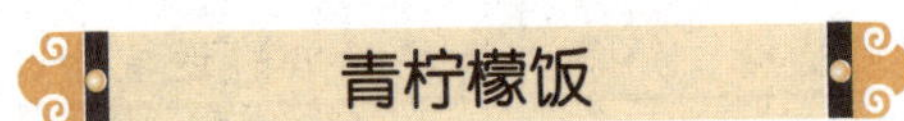

青柠檬饭

配　方 香米200克，青柠檬1个，精盐适量。

制用法 ①青柠檬洗净，切成两半，一半去皮，将皮切成末，另一半切成薄片。

②香米淘洗干净，放入青柠檬皮末，并加入适量的精盐和水，开始煮饭。

③饭煮好后放入盘里，放上青柠檬片即可食用。

功效主治 此饭可以增进食欲、开胃。适用于食欲不振。

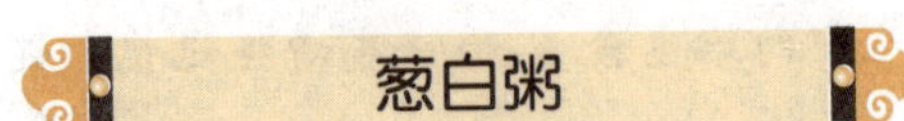

葱白粥

配　方 连根葱白15~20根，香醋5~10毫升，大米适量。

制用法 ①葱白洗净后，切成小段。

②大米淘洗后放入锅内，加水煮沸；然后加入葱段，煮成稀粥。

③粥将熟时，加入香醋5~10毫升，搅匀即可。

功效主治 此粥具有补中益气、健脾开胃、消食化积、增进食欲的功效，适宜于食欲不振、消化不良、便秘、脾胃虚弱者食用。

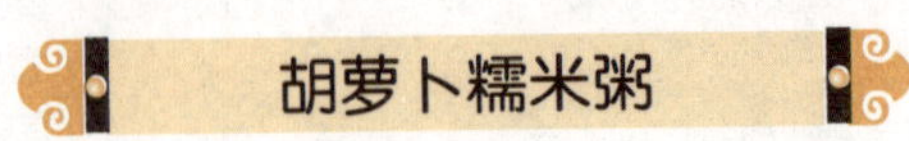

胡萝卜糯米粥

配　方 胡萝卜100克，糯米100克，香菜50克，猪油、精盐、味精

各适量。

制用法 ❶将胡萝卜去皮洗净，切成细丝，香菜洗净，糯米淘洗后浸泡3小时。

❷糯米放入锅中，加入适量清水，以大火烧开；放入胡萝卜丝，转用小火慢熬成粥；最后加入精盐、味精、猪油、香菜拌匀即可。

功效主治 这道粥可补脾健胃、宽中下气，对食欲不振有很好的疗效。

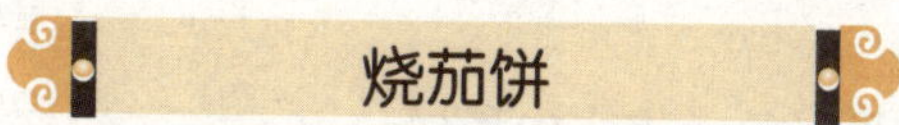

烧茄饼

配　方 茄子300克，肉末100克，鸡蛋3个，葱花、姜末各适量。

制用法 ❶先将茄子洗净、去皮，切成直径3厘米长的夹刀片；肉末内加黄酒、精盐、葱、姜与味精，搅拌均匀；鸡蛋去壳打碎，投入淀粉调成糊；茄夹撒少许干淀粉后，将肉末放入做成茄饼。

❷锅内放油烧至六成热时，茄饼挂糊，逐个下锅炸至八成熟时捞出；待油温升到八成热时，再把茄饼放入复炸，至酥脆出锅，撒上椒盐末即成。

功效主治 此菜香脆可口，具有和中养胃作用，胃纳欠佳，食欲不振者尤宜服食。

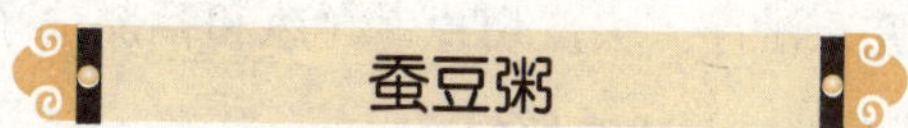

蚕豆粥

配　方 蚕豆、粳米各60克，红糖适量。

制用法 ❶粳米淘洗干净，用适量清水浸泡半小时，捞出沥干。

❷蚕豆用开水浸泡，泡软后剥去外衣，冲洗干净。

❸蚕豆放入锅中，加适量水熬煮，水沸后加入粳米，待再次煮开后改用小火续煮约45分钟；待米烂豆熟时加入红糖，搅拌均匀，再稍焖片刻即可。

功效主治 本粥可健脾益气，适用于脾胃虚弱、肢软乏力、食欲不振之人。

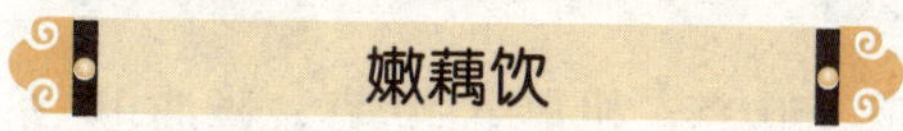

嫩藕饮

配　方 嫩藕1000克。

制用法 ❶将新鲜嫩藕洗净，捣烂后取汁。

②分 2 次以开水冲服。

功效主治 散热凉血，开胃止泻。适用于肠炎腹泻、食欲不振等症状。

豌豆豆腐粥

配　方 豌豆、胡萝卜各 50 克，豆腐 200 克，粳米 100 克，精盐适量。

制用法 ①将胡萝卜去皮洗净切丁；豆腐洗净切丁；豌豆、粳米均洗净。

②再将胡萝卜、豆腐放入沸水中稍焯。

③将胡萝卜、豆腐、豌豆、粳米一起放入锅中煮至熟烂；最后加入精盐调味即可。

功效主治 本粥健脾利湿、消积利水，适宜脾胃虚弱、食欲不振者食用。

芒果烧鸡柳

配　方 青芒果 250 克，鸡肉 500 克，番茄、洋葱各 1 个，淀粉、白兰地酒、胡椒粉、牛油、白糖各少许。

制用法 ①将芒果洗净，去皮切片；洋葱和番茄洗净，切成角块；鸡肉洗净，切成块放入碗内，加入淀粉拌匀。

②将锅放火上，加入花生油烧热，投入洋葱，炒出香味时，放入鸡肉炒匀，加入白兰地酒、牛油、白糖、胡椒粉、精盐，倒入芒果、番茄，注入适量清水，然后用勺轻轻搅几下，待熟后出锅，倒入碗内即成。

功效主治 此食品具有补脾胃，益气血，生津液的功效。适用于脾胃虚弱，食欲不振，气血亏虚，咽干口渴等病症。

醋熘白菜

配　方 大白菜 250 克，胡萝卜 50 克，酱油 10 克，醋 10 克，精盐 3 克，味精、葱末、姜末、淀粉各少许，花生油 20 克。

制用法 ①将大白菜洗净，切成片；胡萝卜去皮洗净，切成菱形片；葱

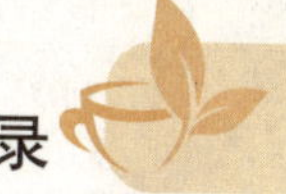

末、姜末放入小碗中，加酱油、醋、精盐、味精、淀粉及少许清水，搅拌均匀备用。

②将白菜、胡萝卜片放入开水中稍焯后捞起，沥水备用。炒锅上火，放油烧热，下白菜、胡萝卜片煸炒，至将熟时把调好的料汁倒入锅内，不停翻炒，使白菜均匀入味。

功效主治 此菜口味酸甜咸鲜，色泽鲜艳，能令人食欲大增，可帮助消化、补充营养、强身健体、护肤养颜。

海带排骨汤

配　方 猪排骨400克，海带150克，葱段、姜片、精盐、黄酒、香油各适量。

制用法 ①将海带浸泡后，放入笼屉内蒸约半小时，取出再用清水浸泡4小时，彻底泡发后，洗净沥水，切成长方块；排骨洗净，用刀顺骨切开，横剁成约4厘米的段，入沸水锅中煮一下，捞出用温水泡洗干净。

②锅内加入1000克清水，放入排骨、葱段、姜片、黄酒，用大火烧沸，撇去浮沫，再用中火焖烧约20分钟，倒入海带块，再用大火烧沸10分钟，拣去姜片、葱段，加精盐调味，淋入香油即成。

功效主治 清凉开胃，适用于暑热食欲不振之人食用。

精神抑郁

一、推荐蔬果

百合、莲子、香蕉、苹果、红枣、柿子、韭菜、芹菜、茼蒿、南瓜等。

二、养生食谱

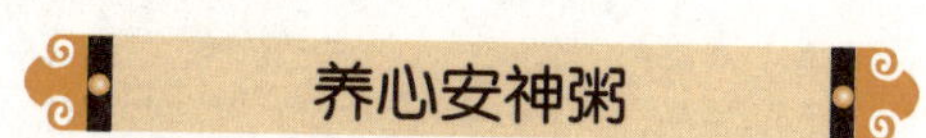

养心安神粥

配　方 莲子、桂圆肉、百合各20克，大米150克。

制用法 将莲子、桂圆肉、百合与大米洗净后加水适量同煮成粥状即可。每晚1次。

功效主治 养心安神，可治疗抑郁症、失眠等。这款粥品味美香甜，不仅可作为抑郁症的食疗方法之用，平时心情沉闷，偶有失眠也可食用。

蔬菜虾仁粥

配　方 菜花、鲜虾仁各50克，大米100克，生菜25克，精盐、香油各适量。

制用法 ①将菜花洗净切碎；生菜洗净切末；虾仁洗净后切细末。②大米淘净，用水浸泡半小时，放入加水的锅中，烧开后改中火熬至米粒开花；加入菜花和虾仁，继续煮10分钟，起锅前放入生菜、精盐、香油调味，再稍煮即可。

功效主治 本粥养胃健脾，适宜精神抑郁、不思饮食者食用。

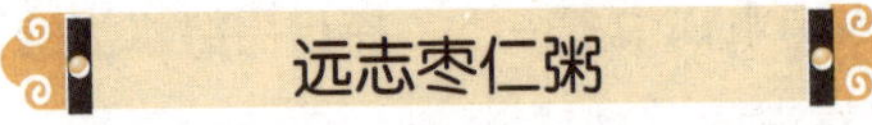

远志枣仁粥

配　方 远志、炒枣仁、枸杞子各15克，大米150克。

制用法 将上述中药与大米淘净加水适量共同煮成粥，即可食用。每日1次，睡前1小时服用。

功效主治 这款抑郁症食疗粥品具有解郁、安神之效。适用于精神抑郁者。

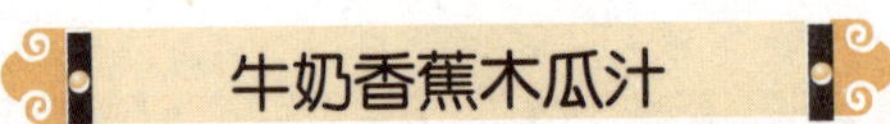

牛奶香蕉木瓜汁

配　方 木瓜100克，香蕉120克，牛奶200毫升。

制用法 ①将木瓜洗净去子，去皮，切块；香蕉去皮，切块。②把切好的木瓜和香蕉放入榨汁机中搅打成汁，加入牛奶即可。

功效主治 这道饮品可放松心情、疏解压力。适用于精神抑郁者。

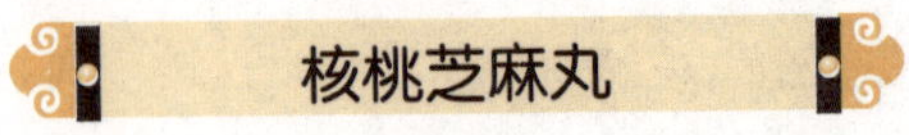

核桃芝麻丸

配　方 核桃仁30克，黑芝麻30克，桑叶80克。

制用法 将上述食材捣泥做丸，每丸重3克，每服3丸，一日两次。

功效主治 抑郁症患者多吃一些核桃芝麻丸，有助于益气补肾，对治疗失眠多梦、抑郁烦闷等效果非常好。

香蕉葡萄粥

配　方 糯米80克，香蕉1根，葡萄干、熟花生各适量，枸杞子少许，冰糖适量。

制用法 ❶糯米淘洗干净，用清水浸泡1小时；香蕉剥皮，切成小丁；葡萄干洗净。

❷锅置火上，放入清水和花生、糯米，大火煮开后，转小火熬煮1小时左右；将葡萄干、枸杞子、冰糖放入粥中，熬煮20分钟后加入香蕉丁即可。

功效主治 经常食用此粥可使人保持心情愉悦、舒畅，对精神抑郁有一定的食疗作用。

首乌桑葚粥

配　方 首乌20克，合欢、女贞子、桑葚子各15克，小米150克。

制用法 ❶将上述四味药加水煎煮。

❷去渣取药汁300毫升再与小米粥同煮5分钟后即可。每日2次。

功效主治 滋补肝肾。不仅可用于抑郁症食疗，对失眠、忘记、烦躁也有很好的改善作用。

青椒炒肉丝

配　方 猪肉200克，青椒100克，精盐4克，味精1克，水淀粉30克，鲜汤35克，猪油75克。

制用法 ❶青椒洗净，切成丝；猪肉切丝，放入碗内，加精盐、水淀粉拌匀；用精盐、味精、水淀粉、鲜汤对成芡汁。

❷炒锅放猪油烧至六成热，下肉丝熘油后，倒出沥油待用。

③原锅留油，放入青椒炒匀，加适量精盐，再加入肉丝，倒入芡汁，翻炒均匀收汁后，起锅装盘。

功效主治 此菜不仅色泽鲜艳，令人胃口大开，而且还有丰富的营养，尤其适宜情绪低落者食用。

甘草莲心水果汤

配　方 生甘草30克，莲子心4克，苹果2个，雪梨2个，百合30克，胖大海2枚，冰糖适量。

制用法 ①雪梨、苹果去皮、去核，切块，甘草洗净切片，其它食材也清洗干净；

②沙锅加水，先放苹果、雪梨、百合，大火煮沸，再放莲子心、甘草、胖大海，继续煲15分钟，加冰糖搅匀即可。

功效主治 胖大海生津润肺，莲子心安神定精，雪梨润肺凉心、降压，苹果有很好的保健功效，该汤将多种水果与药材结婚烹制，既可舒缓心情，改善精神状况，又能补充人体所需的各种营养元素，可谓一举多得。

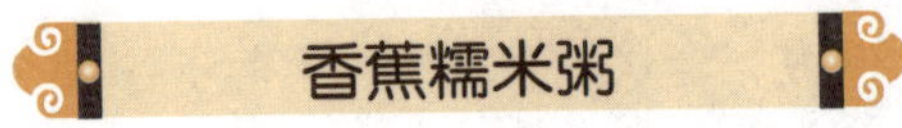

香蕉糯米粥

配　方 香蕉3根，糯米80克，冰糖适量。

制用法 ①香蕉去皮，切成丁。

②糯米淘洗干净，放入开水锅里煮开，加入香蕉丁、冰糖，熬成粥即可。

功效主治 香蕉具有安抚神经的效果，其还含有促进大脑分泌内啡肽的化学物质，可用来治疗抑郁和情绪不安。这道粥具有清热润肠、和胃健脾的功效，适用于精神抑郁。

百合捞莲子

配　方 水发百合100克、莲子50克、水发黄花菜数根、冰糖适量。

制用法 ①将发好的百合和黄花菜用水洗净，莲子去皮、去心，洗净，同放入大汤碗内。

❷汤碗内放入适量清水，上笼用大火蒸熟，放入冰糖再蒸片刻即成。

功效主治 莲子具有补脾、益肺、养心、益肾和固肠等作用，而百合又对于虚弱、慢性支气管炎、结核病、神经官能症等患者有很大的帮助。因此此食疗很适合神情抑郁、不思饮食、多梦易惊的产后抑郁症患者。

便 秘

一、推荐蔬果

甘薯、香蕉、甘蔗、松子、核桃、苋菜、菠菜、土豆、芹菜、油菜、草莓、莲藕、大白菜、芥菜等。

二、养生食谱

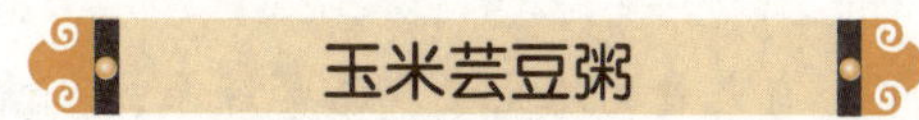

玉米芸豆粥

配 方 玉米粒、红芸豆、豌豆各 50 克，大米 80 克，精盐 3 克，味精少许。

制用法 ❶玉米粒、豌豆洗净，红芸豆、大米泡发洗净。

❷锅置火上，注水后，放入大米，煮至玉米粒、豌豆、红芸豆的米粒绽开，再用小火煮至粥成，调入精盐、味精煮至入味即可。

功效主治 这道玉米赤豆粥中含有多种粗纤维食物，具有清肠的作用。可以在一定程度上防治便秘。

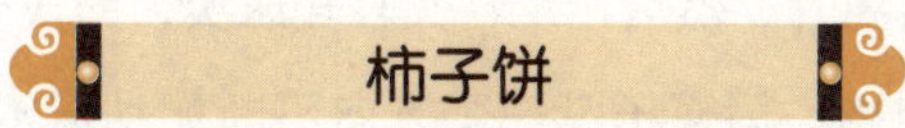

柿子饼

配 方 柿子 2 个，面粉、豆沙馅各 100 克，食用油适量。

制用法 ❶柿子洗净，去皮、蒂，果肉盛入碗中，加入面粉，揉成面团，盖上保鲜膜，饧发 15 分钟。

❷取出饧好的面团，切成剂子，搓圆后按扁，包入适量豆沙馅，收口捏紧，做成柿子饼坯。平底锅放食用油烧热，放入柿子饼坯，盖上锅盖，中小

火煎至两面金黄即可。

功效主治 柿子含有丰富的纤维素、钙、维生素C、胡萝卜素、糖、蛋白质及铁、碘等微量元素，具有清热、润肠、止血、降压的作用，对高血压、大便秘结、痔疮等疾病有良好的疗效。

韭菜炒虾仁

配　方 韭菜300克，虾肉150克，葱丝、姜丝、蒜末、精盐、黄酒、高汤、香油、油各适量。

制用法 ①虾肉洗净，去虾线，沥干水分；韭菜择洗干净，切段。

②油锅烧热，下葱丝、姜丝、蒜末炝锅，炸出香味后，放入虾仁煸炒2~3分钟，烹黄酒、精盐、高汤稍炒，放入韭菜，急火炒4~5分钟，淋入香油炒匀即成。

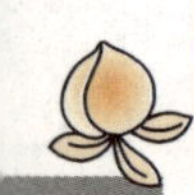

功效主治 韭菜含有大量的维生素和膳食纤维，可增进胃肠蠕动、增加食欲、助消化、缓解便秘、补气血、暖肾。

油炸香蕉尖

配　方 香蕉1000克，花生油1000毫升，豆沙馅125克，鸡蛋清150毫升，白糖150克，京糕100克。

制用法 ①先将香蕉去皮，切成长方形片，京糕碾成泥备用；香蕉片铺平，用京糕泥抹匀香蕉片的三分之一，并在上面盖一层香蕉片，抹上一层豆沙馅，再盖上一层香蕉片，然后用手将其轻轻压实，即成香蕉夹。

②鸡蛋清放入碗内，用筷子沿一个方向不断搅动成泡沫状，再加入淀粉搅拌成蛋清糊；将锅置火上，加入花生油，烧至六成热后，把香蕉夹放入蛋清糊中挂糊投入锅中，炸成金黄色捞出，摆入盘内，撒上白糖即成。

功效主治 本食具有健脾胃、润肠燥的功效。适宜于脾胃虚弱、饮食减少、肠燥便秘、痔疮出血等病症。高血压、动脉硬化症患者食用亦有较好的辅助治疗作用。

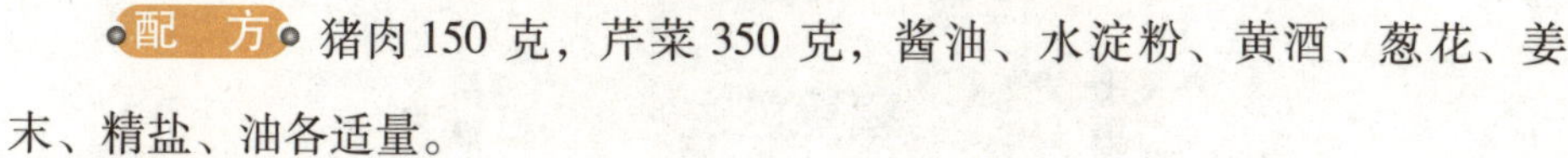

肉末炒芹菜

配　方 猪肉150克，芹菜350克，酱油、水淀粉、黄酒、葱花、姜末、精盐、油各适量。

制用法 ❶将猪肉切碎，用酱油、水淀粉，黄酒调汁拌好；将芹菜洗净切碎，用开水氽烫。

❷油锅烧热，先下葱花、姜末煸炒，再下肉末，用大火快炒，取出待用。

❸锅中留余油烧热，下芹菜快炒，然后放入肉末，大火快炒，并加入精盐、酱油和黄酒，炒匀即成。

功效主治 此菜可益气补血、强筋健骨、缓解便秘。

栗子扒白菜

配　方 白菜心400克，栗子100克，葱花、姜末、水淀粉、精盐各适量。

制用法 ❶白菜心洗净，切成小片，先放入锅内煸炒；栗子去皮，洗净，然后在油锅内过油，取出备用。

❷油锅烧热，放入葱花、姜末炒香，接着放入白菜心与栗子，用水淀粉勾芡，加精盐调味即成。

功效主治 白菜含有丰富的膳食纤维，不但能起到润肠、促进排毒的作用，还可刺激肠胃蠕动、缓解便秘。

菠菜拌黑木耳

配　方 菠菜200克，水发木耳25克，胡萝卜100克，姜、精盐、味精、醋、香油各适量。

制用法 ❶菠菜去叶取根茎，洗净切段，氽烫；木耳洗净，切丝，氽烫；胡萝卜切丝；姜切末。

❷把菠菜茎、木耳丝、胡萝卜丝放入盘内，加姜末、精盐、味精、醋、香油拌匀即可。

功效主治 菠菜富含铬，还含有大量的膳食纤维，具有促进肠道蠕动的作用。

香蕉煎饼

配　方 面粉 50 克，香蕉 250 克，发酵粉、白糖、油各适量。

制用法 ❶香蕉剥去皮后，放到碗中捣成泥；面粉、发酵粉、白糖、香蕉泥加水搅拌均匀，搅成面糊，放置 15 分钟。

❷平底锅抹少许油烧热，摊入面糊，煎至两面熟透即可。

功效主治 香蕉中的膳食纤维含量很丰富，熟透的香蕉有润肠通便的作用，可缓解便秘。

橘瓣银耳羹

配　方 银耳 20 克，橘子 100 克，冰糖适量。

制用法 ❶将银耳用清水浸泡 2 小时，择去老根，撕成小块，洗净备用；橘子去皮，掰好橘瓣，备用。

❷锅中加水，放入泡好的银耳，烧沸后转小火，煮至银耳软烂，将橘瓣和冰糖放入，再用小火煮 5 分钟即可。

功效主治 预防便秘。

粉蒸肥肠

配　方 大肠 250 克，香菜 50 克，甘薯 200 克，姜、酒、酱油、白糖、胡椒粉各适量。

制用法 ❶洗净，加姜片、酒及适量水煮熟，捞出切小段；香菜洗净切段。

❷用水将半匙辣豆瓣酱调匀，放入大肠段先腌 20 分钟，再拌入适量的酒、酱油、白糖、胡椒粉，调匀。

❸红心甘薯去皮、切块，铺在蒸笼内，上面铺大肠，一同蒸半小时，待熟软盛出，撒上香菜，淋入热油即可。

功效主治 宽肠通便，益气生津，适用于女性产后血虚便秘，小儿、老人津亏便秘等病症的辅助食疗。

南瓜煲鱼块

配　方 南瓜300克，草鱼200克，生姜10克，鸡精2克，胡椒粉1克，葱、精盐各5克，清汤、食用油、黄酒各适量。

制用法 ❶将南瓜去皮去子切成大块；鱼切成小块；姜切成片；葱切成段。

❷电气锅通电，加热放入油，油热后先放入葱、姜煸炒一下，煸出香味，放入鱼块，再依次放入南瓜、黄酒、鸡精、胡椒粉、精盐和适量清汤，盖好锅盖，控制器调置煲汤档。当电气锅进入保温状态，卸压后打开即可食用。

功效主治 促进新陈代谢，治疗便秘，降低血糖。

慢性疲劳

一、推荐蔬果

香菇、油菜、海带、卷心菜、板栗、金针菇、芹菜、胡萝卜、豆芽、莲子、红枣、苹果等。

二、养生食谱

甜橙鲜果汁

配　方 甜橙100克，蜜糖1汤匙，苏打汽水100毫升，冰适量。

制用法 ❶甜橙洗净剥皮后，用果汁机压汁后放入搅拌机，加入蜜糖稍搅拌。

❷再加适量冰，搅拌20～30分钟，慢慢注入苏打水即成。每天随意饮。

功效主治 此饮品具有清暑生津作用，夏日饮之解烦止渴，且能帮助消除疲劳。

山楂枸杞粥

配 方 山楂片、枸杞子各20克，大米100克，白糖适量。

制用法 ①将枸杞子洗净，山楂片切碎，大米淘洗干净，放入清水中浸泡半小时。

②将大米放入加有适量水的锅中，以大火煮开，转小火慢慢熬煮；待粥成时，加入山楂片、枸杞子、白糖煮10分钟即可。

功效主治 这道粥可滋补肝肾、强身健体、消除身体疲劳，适合慢性疲劳者经常食用。

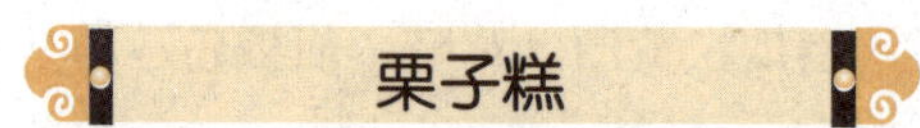

栗子糕

配 方 生栗子200克，白糖、糖桂花各适量。

制用法 ①生栗子洗净，放入锅中，加入适量清水，大火煮熟，捞出晾凉。

②将栗子剥去外皮捣成泥，加入白糖、糖桂花，隔着布搓成栗子面，擀成长方形片，在表面撒上一层白糖，压平并将四边切齐，再切成块码在盘中即可。

功效主治 栗子中含丰富的不饱和脂肪酸、维生素和矿物质，常吃不仅可以健身壮骨，还有补充能量、消除疲劳的作用。

香干拌核桃仁

配 方 豆腐干300克，核桃仁200克，精盐、香油各适量。

制用法 ①豆腐干汆烫，切条；核桃仁放入锅中，炒至香脆，捣碎。

②将豆腐干、核桃碎放入盘中，加入精盐和香油调味即可。

功效主治 核桃仁有缓解疲劳和压力的作用，还有很好地镇咳平喘的作用。

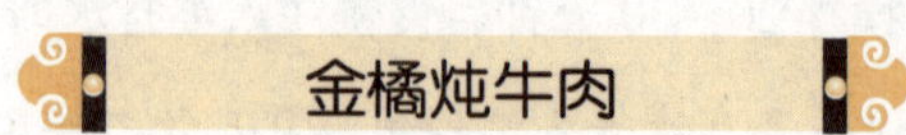

金橘炖牛肉

配 方 牛肉400克，莲藕150克，金橘5个，山楂4个，葱丝、姜

片、精盐、胡椒粉、黄酒、番茄酱、白砂糖、食用油各适量。

制用法 ①牛肉洗净，切块；莲藕去皮，洗净，切片；金橘、山楂洗净，切成两半。

②炒锅放食用油烧热，放入葱丝、姜片爆香，放入牛肉、黄酒炒至变色，下山楂、番茄酱炒匀，加入莲藕炒香，倒入适量开水，大火烧沸后撇去浮沫，改用小火炖 20 分钟。

③加入金橘、精盐、胡椒粉、白砂糖，小火再炖 20 分钟即可。

功效主治 缓解疲劳，提神醒脑，滋润肌肤。

木瓜椰子汁

配　方 木瓜 1/2 个，椰子汁 50 毫升，牛奶 200 毫升，蜂蜜适量。

制用法 ①将木瓜去皮、去子，切成小块，放入榨汁机内榨汁备用。

②将木瓜汁、椰子汁、牛奶共同倒入杯中搅拌均匀，倒入蜂蜜调味即可。

功效主治 香醇可口，有助于缓解疲劳、促进消化，还具有一定的美容养颜、养发养生的功效。

荔枝粳米粥

配　方 干荔枝 50 克，粳米 100 克。

制用法 ①将粳米淘洗干净，用清水浸泡 30 分钟；干荔枝去壳取肉，用清水洗净，备用。②将粳米与干荔枝肉同放锅内，加适量清水，大火煮沸，转小火煮至米烂粥稠即可。

功效主治 荔枝肉含丰富的维生素 C 和蛋白质，有助于增强机体免疫功能，提高抗病能力，荔枝对大脑组织还有补养作用，能明显改善失眠与健忘，缓解疲劳。

栗子鳝鱼煲

配　方 鳝鱼 200 克，栗子 50 克，姜、精盐、黄酒各适量。

制用法 ①鳝鱼去肠及内脏，洗净后用热水氽烫去黏液，再切成 4 厘米长的段，加精盐、黄酒拌匀，备用；栗子洗净去壳，备用；姜洗净，切片。

②将鳝鱼段、栗子、姜片一同放入锅内，加入适量清水大火煮沸，转小火再煲1小时，出锅时加入精盐调味即可。

功效主治 鳝鱼性温味甘，能补五脏、填精养血、除风湿、活筋骨、滋阴补血，对筋骨酸痛、浑身无力、精神疲倦、气短懒言等都有良好疗效。其蛋白质含量比一般鱼类高，是很好的补益食品。

松仁玉米

配　方 嫩玉米粒200克，松子40克，青、红尖椒各半个，瘦肉末20克，葱花少许，食用油、精盐、鸡精适量，蛋清20克，水淀粉、香油各少许。

制用法 ①将玉米粒焯水；青、红尖椒切丁。

②炒锅内放油，把松子下入翻炒至呈金黄色时出锅。

③锅内放油烧热，先下肉末炒片刻，再加入辣椒丁、玉米粒、精盐和鸡精，炒匀。

④快熟时用蛋清和着水淀粉勾芡，加入葱花、松子翻炒一下，淋上香油即可装盘。

功效主治 玉米甜香，松子鲜嫩；以玉米和松子共同入菜，有滋补强身、消除疲劳之功效，可防治高血压、肥胖、便秘。

草莓冻

配　方 草莓250克，猪肉松50克，脱脂奶粉30克，柠檬30毫升，白砂糖适量。

制用法 ①草莓洗净，去蒂，沥干。取1个碗，放入脱脂奶粉，倒入适量开水搅匀，放冷备用。

②牛奶碗中放入猪肉松、柠檬汁、草莓、白砂糖搅匀，即成布丁料。取1个布丁模，倒入布丁料，放入冰箱冷冻即可。当零食吃。

功效主治 益气血，抗疲劳。

不同人群，蔬果宜忌各不同

	宜食蔬果	原因	不宜食蔬果	原因
婴幼儿	胡萝卜	胡萝卜中的β-胡萝卜素能提高婴幼儿免疫力，促进其生长发育	姜	姜味辛辣。辛走气，热助火，婴幼儿久食，易耗气伤阴
	木耳	木耳中钙、铁含量均很高，是婴幼儿补钙、补铁的良好来源	竹笋	竹笋中含有大量草酸，会影响婴幼儿对钙的吸收
	番茄	番茄富含维生素及矿物质，对婴幼儿的生长发育十分有益	辣椒	婴幼儿吃辣椒会导致上火，加重肠胃负担
	香蕉	香蕉富含膳食纤维，对食用配方奶造成的婴幼儿便秘很有帮助	桂圆	桂圆性温热，多食会助痰上火，婴幼儿应少食
	西瓜	西瓜营养丰富，婴幼儿发烧、长口疮时均可适当食用	石榴	婴幼儿多食石榴，易发热痰鸣，并容易加重急性支气管炎、哮喘痰多等症状
	苹果	苹果富含维生素C、铁等，适合作为婴幼儿辅食添加在日常饮食中	红枣	红枣含糖量高，多食易导致婴幼儿患龋齿，还可能伤及脾胃
学龄儿童	金针菇	金针菇含有多种氨基酸，可促进儿童智力发育	竹笋	竹笋中的草酸不利于人体对钙、锌的吸收和利用
	苋菜	苋菜中赖氨酸较多，且草酸含量少，所含的钙易被儿童吸收利用	绿豆芽	绿豆芽中含有一种能致甲状腺肿的因子，儿童更易受其损害
	卷心菜	卷心菜含有丰富的胡萝卜素、钙和磷，有利于儿童的骨骼发育	菠菜	菠菜中含有草酸，草酸与食物中的钙结合会产生草酸钙，不利于补钙
	山楂	山楂可健胃消食，所含的钙和铁易被儿童吸收	李子	李子中的果酸含量高，多食易引起胃痛或腹泻，儿童不宜多食

续表

	宜食蔬果	原因	不宜食蔬果	原因
学龄儿童	樱桃	樱桃含铁丰富，可补充儿童生长发育过程中对铁的需求	葵花子	葵花子中含有不饱和脂肪酸，儿童多食会消耗体内的胆碱，影响肝细胞功能
	莲子	莲子可补脾益胃，养心安神，益智健脑	杏	杏酸性较强，易腐蚀牙齿，诱发龋齿，因此儿童不宜多食
备孕夫妻	苦瓜	苦瓜能刺激唾液及胃液分泌，促进胃肠道蠕动，增进食欲	大蒜	大蒜有杀灭精子的作用，食用过多不利受孕
	菠菜	菠菜富含胡萝卜素、维生素 B_6、叶酸，对胎儿的生长发育至关重要	芹菜	男性多吃芹菜会抑制睾丸酮的生成，有杀精作用，会减少精子数量
	紫菜	紫菜富含碘，可以满足孕前身体对碘的需求	茭白	茭白属寒凉食物，多食可能会影响性功能，不利于受孕
	核桃	核桃含有钙、不饱和脂肪酸等物质，具有益智健脑等功效	荔枝	荔枝属高糖食物，食用过多有引发孕期妊娠糖尿病的可能
	香蕉	香蕉富含叶酸，母体内叶酸的储存能保证胎儿的神经管正常发育	木瓜	木瓜中的木瓜蛋白酶可与孕酮相互作用，从而阻碍怀孕
	橘子	橘子中含维生素 C 和钙较多，能促进胎儿牙齿、骨骼的生长	花生	油炸花生热量高，会杀死精子
孕妇	冬瓜	冬瓜有止渴利尿的功效，可以减轻孕妈妈下肢水肿的症状	苋菜	苋菜属寒凉、滑利食物，对子宫有明显的兴奋作用，易造成早产
	白萝卜	白萝卜中所含的芥子油、淀粉酶能增进孕妈妈的食欲	木耳	木耳具有活血化瘀的功效，不利于胚胎的稳固和生长，所以孕妈妈不宜多食

续表

	宜食蔬果	原因	不宜食蔬果	原因
孕妇	韭菜	韭菜富含胡萝卜素和膳食纤维，能防治孕妈妈便秘	海带	孕妈妈多食海带易引起胎儿甲状腺发育障碍
	苹果	苹果富含多种维生素和膳食纤维，可以防治孕妈妈体重过重	杨梅	杨梅性温热，多食易上火，且容易引起胃酸过多
	樱桃	樱桃富含铁、维生素 C，能补血、增进食欲	桂圆	桂圆属大热食物，孕妈妈多食容易导致漏红、腹痛等先兆流产症状
	橘子	橘子富含维生素 B_1，可以为孕妈妈补充维生素	山楂	孕妈妈大量食用山楂，会导致子宫收缩，甚至导致流产
哺乳期女性	莲藕	莲藕能帮助清除腹内瘀血，促进乳汁分泌	辣椒	辣椒属于热性食物，哺乳妈妈多食易导致婴儿过敏和产生炎症
	黄花菜	黄花菜含有丰富的钙、铁、磷及蛋白质，有利尿消肿、补血通乳的功效	蒜薹	蒜薹性味辛辣，多食可使产妇内热上火，口舌生疮，大便燥结
	丝瓜	丝瓜能通经活络、活血通经、通乳，对产后乳汁不下有很好的辅助疗效	苦瓜	苦瓜属于寒性食物，对于某些脾胃虚弱者，可能引起产后腹痛或腹泻
	木瓜	木瓜含有较多的木瓜酶，可以促进乳汁的分泌	枇杷	枇杷不利于哺乳妈妈补充气血
	橘子	橘子富含维生素 K，可通过乳汁提供给婴儿	柿子	柿子性寒，寒则凝滞收引，女性产后体质虚弱，切忌食用寒凉的柿子
	红枣	红枣富含维生素 C、葡萄糖，适合气血不足的哺乳妈妈食用	杏	杏性味温，有效度，哺乳妈妈过食易蕴热，长疮生疖

续表

	宜食蔬果	原因	不宜食蔬果	原因
中老年人	大白菜	大白菜富含维生素C，有益于预防心血管疾病	辣椒	辣椒会刺激消化道黏膜，对人体神经刺激也较大，不利于中老年人睡眠
	洋葱	可降低血脂，预防动脉粥样硬化和心肌梗死	竹笋	竹笋中富含草酸，会影响人体对钙的吸收，而老年人缺钙易导致骨质疏松
	菠菜	菠菜含有丰富的铁、维生素及各类抗氧化剂，可预防脑卒中	西瓜	患有心脏病及水肿的老年人，多食西瓜会增加心脏的负担以及加重水肿
	核桃	营养丰富，老年人常食可养神、补肾、开胃、防衰老	火龙果	火龙果难以消化，消化功能较差的老年人不宜多食
	草莓	草莓富含维生素，能辅助防治动脉粥样硬化	菠萝	菠萝含水丰富，心力衰竭且水肿严重的老年人不宜食用
	香蕉	香蕉富含多种维生素，能有效预防高血压和高脂血症	荔枝	荔枝的含糖总量在70%以上，多食会导致血糖升高
糖尿病人群	菜花	菜花中含有铬，能改善糖尿病人的糖耐量	土豆	土豆以淀粉为主，所产生的热量较高，糖尿病患者宜少食
	空心菜	空心菜中富含膳食纤维，能润肠通便，有益糖尿病患者控制体重	茴香	茴香富含挥发性油，肾虚型糖尿病患者不宜食茴香等香燥食品
	木瓜	木瓜含有蛋白分解酶，有助于分解蛋白质，降低血糖	葡萄	葡萄含糖量较高，且以葡萄糖为主，食用后血糖会迅速升高
	荸荠	荸荠质嫩多津，对糖尿病尿多者有一定的辅助治疗作用	甜瓜	甜瓜升糖指数高，糖尿病患者多食易使血糖升高

续表

	宜食蔬果	原因	不宜食蔬果	原因
糖尿病人群	南瓜	南瓜可延续肠道对糖的吸收，降低餐后血糖	山药	山药富含糖类，糖尿病患者宜少食
	苹果	苹果中所含的果胶可以减少血糖含量和辅助降低胆固醇	香蕉	香蕉含糖量高，其中单糖在肠道吸收速度最快，食后血糖会迅速升高

富含维生素的蔬果

维生素	常见蔬菜	常见水果
维生素 A	南瓜、白菜、芹菜、油菜、洋葱、香菜、茭白、花椰菜、西蓝花、菠菜、茄子、辣椒、豌豆	葡萄、桑葚、香蕉、西瓜、猕猴桃、木瓜、芒果、桂圆、番石榴、无花果、椰子
维生素 B_1	黄豆、毛豆、韭菜、白萝卜、莴笋、丝瓜、苦瓜、四季豆、莲藕、冬瓜、牛蒡、苋菜	荔枝、苹果、李子、杏、枇杷、草莓、香瓜、柿子、樱桃、梨、百香果、葡萄柚
维生素 B_2	蕨菜、莴笋、蚕豆、芦笋、竹笋、大白菜、土豆、葱、姜、黄瓜、韭菜、扁豆、豌豆	橄榄、杨桃、柿子、荔枝、木瓜、椰子、桃、苹果
维生素 B_6	土豆、白菜、花椰菜、甘蓝、莴笋、豌豆	香蕉、苹果、橘子、葡萄
维生素 C	甜菜、芥菜、甜椒、冬瓜、白菜、白萝卜、油菜、空心菜、花椰菜、四季豆、菠菜、甘蓝	菠萝、猕猴桃、金橘、杨梅、石榴、芒果、番石榴、柠檬、苹果、菠萝、莲雾、西瓜、山楂
维生素 D	香椿、香菜、油菜、白萝卜、辣椒、甘蓝、菠菜、苦瓜、土豆	枣、柚子、柑橘、草莓、椰子、苹果、杏、猕猴桃
维生素 E	菠菜、黄豆、豌豆、莴笋、土豆	香蕉、菠萝、酪梨、桂圆
维生素 K	花椰菜、白菜、甘蓝、海带、胡萝卜、菠菜、土豆、黄豆	草莓
维生素 P	茄子	柚子、草莓、杨梅、枣、橘子、杏

常见蔬果属性表

属性	常见蔬菜	常见水果
温	韭菜、洋葱、茴香、薤白、刀豆、芥菜、香菜	苹果、核桃、板栗、红枣、杏、番石榴、桃、金橘、樱桃、青梅、芒果
热	辣椒、干姜、花椒、胡椒、茴香	榴莲、荔枝、桂圆
平	胡萝卜、黄豆、蘑菇、山药、花椰菜、木耳、芋头、茼蒿、土豆、南瓜、油菜、豌豆、蚕豆、四季豆	菠萝、葡萄、柠檬、白果、木瓜、橄榄、乌梅、甘蔗、菠萝蜜、李子
寒	绿豆、空心菜、茭白、海带、荸荠、马齿苋、苦瓜、竹笋、海藻、蕨菜	香蕉、哈密瓜、西瓜、桑葚、石榴、枇杷、香瓜、山竹、猕猴桃
凉	黄瓜、菠菜、丝瓜、芦笋、水芹菜、莴笋、茄子、芹菜、黄花菜	草莓、梨、罗汉果、百香果、无花果、柿子、菱角